U0233004

抑郁症

医生与您细聊

吴菲 著

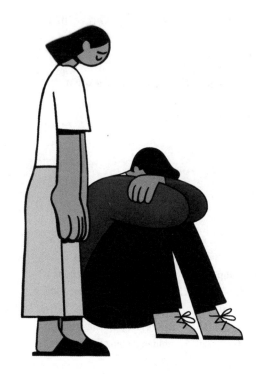

清华大学出版社

北 京

内 容 简 介

本书作者以自己从医30余年的临床诊疗经验，用大量真实案例，为抑郁患者及其家人答疑解惑、纠正认知偏差、提供应对方法；作者写作注重实用和可操作性，文风力求通俗、不失严谨。大致内容包括：抑郁症的危害、流行概况、临床表现、病因、治疗相关问题、求医攻略、家人对待抑郁症患者的正确态度、自杀如何应对、网瘾如何应对、失眠如何调节、人际关系问题如何处理、抑郁如何预防等等。全书还配有40余幅插图，让读者易于接受，感觉温馨生动，直达内心。

图书在版编目（CIP）数据

医生与您细聊抑郁症 / 吴菲著. —北京：清华大学出版社，2022.8
（2023.7重印）

　　ISBN 978-7-302-61421-0

　　Ⅰ.①医…　Ⅱ.①吴…　Ⅲ.①抑郁症－防治　Ⅳ.①R749.4

中国版本图书馆CIP数据核字(2022)第136167号

责任编辑：周　菁
装帧设计：方加青
插画绘制：黄小康　任远达
责任校对：王荣静
责任印制：杨　艳

出版发行：清华大学出版社
　　　　　网　　　址：http://www.tup.com.cn，http://www.wqbook.com
　　　　　地　　　址：北京清华大学学研大厦A座　　邮　　编：100084
　　　　　社 总 机：010-83470000　　　　　　　邮　　购：010-62786544
　　　　　投稿与读者服务：010-62776969，c-service@tup.tsinghua.edu.cn
　　　　　质 量 反 馈：010-62772015，zhiliang@tup.tsinghua.edu.cn
印 装 者：三河市东方印刷有限公司
经　　销：全国新华书店
开　　本：148mm×210mm　　印　张：5.375　　字　　数：85千字
版　　次：2022 年 9 月第 1 版　　印　次：2023 年 7 月第 3 次印刷
定　　价：49.00元

产品编号：098069-01

序　言

据《中国国民心理健康发展报告（2019—2020）》载，我国青少年抑郁检出率高达 24.6%；2021 年 11 月，教育部将抑郁症筛查纳入学生健康体检内容；在今年的两会上，俞敏洪委员又提交了"关于重视青少年抑郁预防和治疗的建议"……抑郁症及相关问题，已成为令人关注的社会热点问题。公众对心理卫生知识的关注，从《蛤蟆先生去看心理医生》一书在中国的热销现象中，可得到印证。市售抑郁症书籍通俗易懂的不多。据我所知，有的患者买过很多书，查过很多资料，但买的书要么不适合非专业人士阅读，要么过于简短，只有概念性知识，缺乏操作性和实际指导意义。

《医生与您细聊抑郁症》为此应运而生。其内容涉及抑郁症危害、流行概况、临床表现、病因、治疗，还包括求医攻略、家人对待抑郁症患者的正确态度、自杀如何应对、自卑如何消除、网瘾如何应对、失眠如何调节、人际关系问题如何处理等诸多方面。

　　书中大量案例，皆来自作者耳闻目睹。用故事来讲解知识，通俗易懂，生动有趣，配以大量精心绘制的插图，视觉效果良好，可读性强。目录标题列以顺口溜，形式新颖有趣，令人印象深刻。

　　本书以多重视角分享助人，针对抑郁患者和家属最常见的问题，答疑解惑、纠正认知偏差、提供应对方法，是一本顺应患者需求的科普读物，实用价值较高，值得推荐。

2022 年 5 月 4 日

前　言

　　身为高校社区医院的精神科医生，在三十多年的从业生涯中，我目睹了无数抑郁症患者被疾病折磨的痛苦，也亲眼见证了许多患者战胜抑郁后的欣喜；同时也发现：即使在高学历人群中，很多人亦对抑郁症这种疾病认识不足。有人把疾病的表现看作是"矫情""脆弱""缺乏上进心"，患者在遭受疾病痛苦的同时，还要承受来自家人的误解和周围人的歧视；也有人无知地以为抑郁症可以靠坚强的意志去战胜，因此阻碍患抑郁症的亲友就医，致使患者治疗时机延误、社会功能受到严重影响。

　　人们对抑郁症的认识水平，在高文化层次的群体中尚且不足，在文化层次较低的百姓中更加堪忧。我曾偶遇一名理发小哥，由于文化程度不高，他不知道患抑郁症的母亲得了什么怪病。这位孝子为母亲求医时全凭道听途说，不仅费尽周折，还把辛苦打工赚来的血汗钱全部用来购买骗子的假药……那些令人痛心疾首的案例，让我萌生了指导人们认识抑郁症的念头。

于是，我在清华大学每学期 1 次、每次 90 分钟的"大学生卫生与保健课"上，以大量案例，向 150 名学生详述抑郁症的临床表现，我讲课的题目是"识别抑郁症"。我也经常将 13000 字的讲稿发给就诊的患者、家属和一些求助的朋友。他们听了课或看了讲稿之后，觉得很生动，对抑郁症的病症有了清楚的认识。但他们还希望了解更多的东西：抑郁症的病因是什么？家属要注意什么？患者轻生怎么办？厌学怎么办？网瘾怎么办？失眠怎么办？心理治疗和药物治疗该选哪个？服药有什么副作用？服药会不会变傻？会不会依赖？

这些问题是每个抑郁症患者和家属都会关心的问题。有家长告诉我，她买过很多书，查过各种资料，获得的只有一些零碎的、概念性的知识，没有哪本书针对上述所有问题给出详尽的解释和可操作的指导。

我相信别的精神科医生和我一样，接诊患者时曾无数次被问及此类问题，也曾无数次认真回答和讲解。那么，为什么不能把我的讲解扩充到"识别抑郁症"的讲稿里，把它变成一本书呢？患者的期待、朋友的鼓励和家人的支持，使我相信这是一件有意义的事情。于是，本书经半年的酝酿逐渐成稿，本人职业生涯中那些真实的案例，成为此书鲜活的素材。为了让非医学背景的读者能轻松读懂这本书的内容，我在写作时力求通俗、不失严谨，希望它既适合大众阅读，也可用于临床医生与患者交流。

本书的出版有赖于清华大学出版社编辑老师的全力帮助。他们以高水平的专业素养，为此书审核、润色、排版、校对，付出了大量的劳动，大大提高了书稿质量。在此深表感谢！

感谢我的同行朋友方乐嘉！她是一位出色的心理咨询师。她不仅为我提供了宝贵的素材，还在我写作遇到困难时给我鼓励和支持。也要感谢我的家人！身怀六甲的女儿与毕业于清华大学美术学院的任远达同学共同为本书绘制插图，事务忙碌的女婿为本书设计封面，他们的专业技能，为本书增色不少。

还要感谢我的硕士导师韩布新老师。韩老师是中国科学院心理所博导、研究员、学位委员会主任，任亚洲心理协会（APsyA）主席。他在百忙中，从专业角度对书稿提出了宝贵意见，并为本书精心作序。

如果此书能对抑郁患者及其家人有所帮助，本人将倍感欣慰。由于作者水平有限，本书不足之处在所难免，欢迎读者朋友批评指正。

吴菲

2022 年 5 月 1 日

目 录

第三章

应对抑郁症 / 95

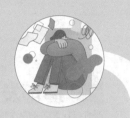

第一章

识别抑郁症

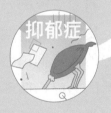

一、抑郁发现不及时，
学业受损真可惜

　　说起抑郁症的危害，人们马上会想到"自杀"，会想到自杀事件所造成的社会影响。其实，抑郁症对患者更为普遍的影响，不是导致自杀，而是导致工作能力、学习能力和人际交往能力下降。患者的颓废、家人的焦虑，是精神科门诊司空见惯的问题：原本勤快干净的人，抑郁后可能变得懒散、不讲卫生；原本衣着讲究的人，抑郁后可能变得不修边幅；原本工作出色的人，抑郁后可能难以胜任工作；原本人缘很好的人，抑郁后可能变得孤僻或者爱发脾气。如果不及时治疗，很多患病的学生不能顺利完成学业，不得不缓考、休学甚至退学，这不仅使个人前途受影响，也给家庭乃至社会带来负担。而那些及时诊断、及时治疗的患者，一般都能获得良好的康复，患者康复后在专业领域中成就斐然者不乏其人，在滚滚红尘中尽享丰沛人生者比比皆是，有很多人是遭受过抑郁之苦并重获新生的例证。

病例1-1　　沉迷于网瘾的刘同学

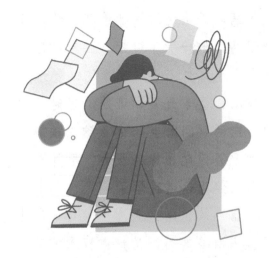

　　刘同学是大一的学生，有严重的网瘾，他整天泡在网吧里，不顾学业，因此面临退学。系里想给他留点余地，让他先休学1年。家长和辅导员陪着他到校医院精神科开疾病证明，因为办休学要用。其实他之前因为同样的问题已经退过一次学了，他退学之后做过杂工，摆过地摊，后来又参加高考，第二次考上A大学（国内某知名高校）。但再次入学后，他很快故态复萌，又整天泡网吧，结果再次面临退学。

系里认为他的问题就是网瘾，家长认为他是不争气，谁都不觉得他真的有病。其实他早已患上了抑郁症，而且是双相的。他之所以整天躲在网吧里，是因为莫名其妙地害怕见到同学和老师，他内心还有其他痛苦的体验：自责自卑、感到生不如死，但他自己也不知道这是病。医生经过评估诊断，给他开了休学证明，也开了药，他接受了治疗，回家以后病很快就好了。3个月以后，他又来到校医院，表达了返校学习的意愿和信心，要求开复学证明。当时他的老师不放心，专门打电话责问医生："怎么这么快就让他提前复学了呢？他要是重蹈覆辙怎么办？要是再去泡网吧怎么办？之前已经为这退过学了！"

其实他第一次退学是因为大家对他的病况毫无认识，如果他当时及时得到治疗，根本就不会退学。事实证明，刘同学复学后一直很好，能正常生活学习，后来巩固治疗，定期去看精神科门诊，再也没有进过网吧，医生问起学习情况，他说游刃有余、非常顺利，最终他得以从 A 大学顺利毕业。

病例1-2 体弱多病而退学的女博士生

李同学是外校保送进 A 大学，硕博连读的学生。

她在Ａ大学生活了五年，这期间一直都觉得身体不好：失眠多梦，头晕耳鸣，消化不良，月经不调，虚弱疲乏，提不起精神。人变得特别懒，有时脸都懒得洗，本来很清秀的一个女生，总是邋里邋遢的。她不爱跟人打交道，没有交男朋友，课题没心思做，整天只顾着看病，内科、妇科、五官科、中医科都看遍了。她在校医院看不好，又去北医三院、西苑医院，反反复复跑了很多家医院，却总是看不好。

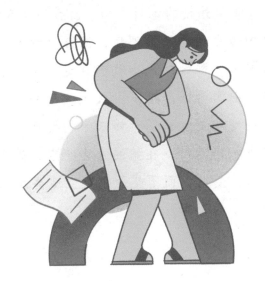

　其实她的这些问题都跟抑郁症有关，她却从来不看精神科，老师、同学也想不到她患上了抑郁症，因为从外表看起来，她只是有些内向和自我封闭而已，看不出有什么特别的异常。后来因为不能在规定的时

限内完成学业，要退学了，她才在中医科大夫的建议下，第一次到精神科就诊。精神科医生根据她的情况诊断为抑郁症，开了药，她服药以后，各方面的状况很快就大为改善，精神面貌焕然一新。1个月后她第二次就诊，只见她面带笑容，稍作打扮，就显得非常出众。

令人惋惜的是，她已经办完了退学手续，无法挽回。她来向医生告别，准备回家找工作。她当时找工作，恐怕只能拿外校的本科学历，而且还是5年前的。如果她早知道自己得了抑郁症，能够及时治疗、及时恢复学习能力，那她的人生轨迹肯定是完全不同的；如果她早点把病治好，能够从A大学顺利毕业，她的就业前途一定会更加光明，她未来的发展不可限量；如果她早点把病治好，在她的人生花季，她也许能收获一份美好的爱情，而不是两手空空地离开A大学、白白耗费5年的青春。

二、抑郁其实不稀奇，
认识不足成问题

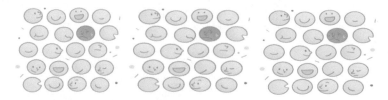

　　调查表明，在我国，大约每 20 个人当中就有 1 个抑郁症患者。因为常见，抑郁症被称为"精神的感冒"，但公众对它的知晓率并不高，研究显示：60% 以上的抑郁病人意识不到自己有病、因此不能及时就医；只有不到 10% 的患者接受过系统治疗。有些病人或家属，即使意识到自己心理上出了问题也不就医，因为觉得到精神科看病是件丢人的事，所以在就医这件事上，他们会瞻前顾后，顾虑重重。而西方发达国家的情况却大不相同，例如：美国人把心理咨询视为基本的生活消费，成年人定期和不定期去看心理医生的占到 80%，一些生活品质高的家庭还有自己的心理医生或心理顾问，白宫还设有一个专门为总统提供心理咨询的机构，叫"总统心理健康委员会"。这说明，中国人的心理保健意识普遍比较淡薄、需要大力提升。

病例1-3　　讳疾忌医的家长

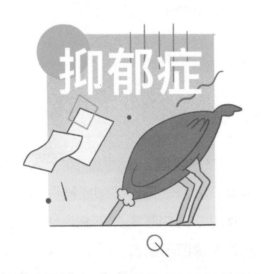

小赵原本是积极上进的学生，不知从什么时候起，他变得消极、拖延，对导师给的任务，他变得敷衍，以致不能完成课题。到了该答辩的时候，他把手机一关，躲起来、失踪了。导师气得够呛，但仍然帮他争取了补救的机会，只要他递交申辩材料，就有望免于退学处分。但他怕见人，竟然连交个材料都做不到。

幸亏师姐略知抑郁症，觉得小赵一贯不是那种吊儿郎当、不求上进的同学，现在怎么突然像变了个人一样？于是，师姐把他带到北医六院。经过专家诊断，小赵果然是得了抑郁症，治疗不久他恢复了正常，医生交代他要巩固治疗。

小赵的父母却坚决不让他继续服药，他们认为人的正常心理不应该靠药物来维持，他们还想当然地认为：精神科的药物都会使人成瘾、使人变傻。他们觉得孩子只是压力大，回家散散心、休养一下就会好；小赵流露过轻生念头，家长对此不以为意，觉得孩子叽叽歪歪、无病呻吟，"真要自杀？那绝对不敢！"……结果，小赵停药没多久，病情就复发了，他回家休养了半年，病却越来越重，他曾整夜蜷缩在黑暗的角落里瑟瑟发抖，好几次试图自杀，试过割腕、上吊、投湖、摸电门，幸亏都没有死成。

由于家长讳疾忌医造成严重后果，小赵的情况并非个别现象。多年前曾有个女生死于自杀，那位女生是系里的女神，形象气质非常出众，她还是个学霸，各方面非常优秀，家庭条件也特别好，她父母的身份地位很高。她的死，让大家非常震惊，实在想不通她怎么会寻死。其实也就是抑郁症，之前早有明显迹象，但大家都没有重视，她父母不让她看精神科，怕丢人，觉得她只是"想不开"，不理解她为什么这么脆弱，父母一直试图用思想教育来解决她的问题，批评她"一手好牌打得稀烂"。结果，这位女生出人意料地走上了绝路……如果她能得到即时的诊断和医治，她大概不会在人生的花季香消玉殒，她的生命之树一定能长得蓬勃茁壮。

三、抑郁到底是啥样，教你识别靠案例

说起抑郁症的症状，人们多会想到"不开心""胡思乱想""想死"。有人说："我不想自杀，所以我肯定不是抑郁症。"实际上，并不是每个病人症状都一样，的确有很多抑郁病人经常产生轻生念头，但也有病人一直非常怕死。

到精神科来就诊的抑郁病人，主诉并不都是"情绪低落"，有人觉得自己最大的问题是"失眠"，或"身体乏力"，或"学习学不进去"，或"变懒、做事没有动力"，或"身体不舒服"……抑郁症除了"高兴不起来"，还会有其他的表现，如果不了解，当这些症状出现的时候，你也许想不到自己需要到精神科去看一看，因此在求医的道路上，你可能会走很多弯路。

以下将对抑郁症的各种症状进行归纳，并逐一介绍。

总体上，抑郁症是一个负性的状态，可能出现的症状，归纳起来有五大表现：

负性的情绪体验。

负性的思维内容。

负性的认知表现。

负性的意志活动。

负性的躯体状态。

（一）负性的情绪体验

小慧同学近来持续情绪低落已超过 2 周，她总是高兴不起来、觉得什么都没意思，像林黛玉一样多愁善感。她压抑、沮丧，心里发堵，无缘无故地悲哀想哭。每天早晨醒来，那是她最难过的时候，她不知该如何度过新的一天，感到不知所措；一想到未来，她心里更是迷茫，觉得看不到前途和希望。她嫌弃自己，觉得自己什么都做不好，觉得自己为人处世很糟糕，觉得自己不配被别人喜欢，觉得扫地的大妈都比自己强；在任何人面前她都抬不起头，因此，她不愿见人，不愿接电话，不想被微信打扰，干脆关掉了手机，很多天都不开机。其实她的学习成绩一直很优秀，在系里名列前茅，闺蜜以此提醒她不应该自我贬低，她却神情黯然地说："那只是运气而已。"她心里充满了无助、无望和无力感，她万念俱灰。这就是抑郁病人负性的情绪体验。

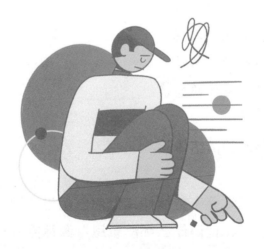

少数抑郁病人的体验比较特殊，不是悲伤、痛苦，而是一种麻木的感觉，或恍若隔世的感觉，这也属于负性的情绪体验。比如一位年轻的妈妈，她的抑郁体验是：没有眼泪、没有悲伤，更没有快感和乐趣，什么样的喜怒哀乐她都感受不到，也体验不到亲人间的

情感；她感到外部的世界不真实，跟自己好像有着一层隔膜似的，生活就像做梦一样；她甚至感觉不到食物的香，也感觉不到与孩子的亲，半岁的幼子在哭在笑，那一切好像发生在远处，好像跟自己没有关系似的……当她后来接受了抗抑郁治疗，这种麻木的、不真实的感觉就完全消失了。

（二）负性的思维内容

就是"钻牛角尖""胡思乱想"，有下面几种类型。

忧虑型：徐同学从中学开始，严重缺乏安全感，总是担心哪天会被亲生父母抛弃，所以，他坐公交会逃票，在食堂顿顿吃包子、不买菜，把钱省下来以备不测：万一哪天，自己被父母抛弃之后生活没有了着落，还可以苟活一阵子。徐同学的妈妈是听了医生的转述之后，才知道自己的宝贝儿子多年来竟然有这样的想法，不由得流下泪来。

自责型：王同学的负性思维以自责、悔恨为主，他对好事、喜事一概视而不见，糟糕的事却总是不由自主地在他脑海中盘旋，那些令他羞愧和悔恨的往事，哪怕年头久远，也会历历在目、挥之不去。比如：6岁时踩过邻居家的花草，7岁时用水枪喷过路边的野猫，贪玩交不出作业对老师撒过谎，长这么大尽让父母操心受累……王同学觉得自己从小是个祸害，活在世界上白白浪费粮食、拖累亲人，总觉得自己对不起别人。

怨妇型：是觉得别人对不起自己。薛奶奶最近一年来脾气变了，总是觉得委屈，看谁都不顺眼，总是想起过去所受的各种伤害，变得耿耿于怀。她见谁向谁控诉：她年轻的时候，婆婆对她不好，有好吃的都留给儿子，不留给她；婆婆防着她贴补娘家，为5斤棒子面跟她计较；婆婆让她一个年轻女子独自去地里干活，她在地里遇到个流氓吓得半死……她说着说着就会号啕大哭。其实薛奶奶原本是个温和的人，以前从来不说这些，家里人包括老伴根本不知道有过这些事，如今她80岁了，她婆婆死了都有几十年了，她却突然开始翻这些陈芝麻烂谷子的老账，整天恨得咬牙切齿。

虚无型：黄同学总在悲观地思考着人生的终极意义，他觉得宇宙万物终将灭亡，渺小的人类不过是匆匆过客，所有的成败荣辱最终都将清零，那么，一切的一切又有什么意义呢？

（三）负性的认知表现

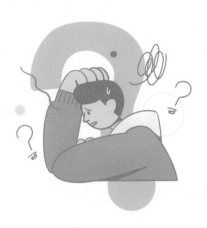

　　小娜原本文笔流畅，但在抑郁发作的时候，连请假条写起来都特别费劲。她变得反应迟钝，联想困难，注意力难以集中，总是心不在焉，做事丢三落四：走在回宿舍的路上，突然想起出门时骑了自行车，但车停在哪里，死活想不起来；自己的脑子好像是生了锈的机器，看书看不进，听课听不懂，写东西写不出来。她过后描述自己当时的状态说："智商为零，记忆为零。"她抑郁的时候，脑子常常一片空白，觉得自己没有思想，没有灵魂，像行尸走肉。这种状态没法参加考试，辅导员只好帮她申请缓考，跟她交谈时，她沉默寡言，问她话等半天才有反应，仅以片言只语作答，声音也小得像蚊子，辅导员就想起一句话"三棍子打不出一个响……"后来小娜的病治好了，又变得像从前一样能说会道、聪明伶俐，最终她顺利完成了学业。

小娜脑力下降的表现，就是抑郁发作时负性的认知表现。有的抑郁病人认知功能下降非常突出，但随抑郁的改善，认知功能可以完全恢复正常，这跟"痴呆"是根本不同的。

（四）负性的意志活动

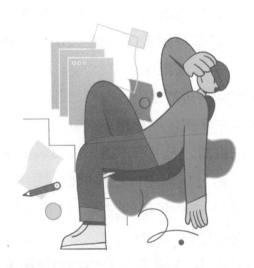

小明患了抑郁症之后，觉得活着没意思，觉得任何事情都索然无味。他变得消沉萎靡，什么都不想干，连过去喜欢的活动现在也懒得参加了。什么任务来了他都嫌烦，能躲就躲，能拖就拖，他很长时间不洗澡、不理发，经常整天不出宿舍，不去上课，要么在网上消磨时间，要么坐着发呆，或者在床上躺着。他作息变得混乱，饭都懒得出去吃。小明的妈妈原本是宁波某单位的领导，为了陪护孩子，不惜提前退休，在校内家属区租了套小房子，一住就是三年，这期间她老公中风她都顾不上回去照顾，坚持在这里陪护着儿子。她每天会去宿舍督促孩子起床、督促孩子上课、督促孩子交作业。有一次离考试只差一刻钟，小明还在床上躺着，他妈妈跑到宿舍把他从床上拉起来、拖到考场，结果小明考试也还过关了。小明不出门，妈妈就代他去就诊取药、把饭送到宿舍，这位母亲因此经常遭受楼管员的白眼。在她锲而不舍的努力之下，儿子保住了学籍，并终于毕了业。慢慢的，小明的病终于好了，他工作以后又去了美国，后来各方面非常优秀出色。

　　小慧抑郁发作的时候，也是懒得出奇，她在床上一躺就是半天，连憋着尿要上厕所了都不想动，每次起床上厕所要酝酿很久、鼓足力量，实在憋不住了才开始行动。那时对她来说起床是件特别困难的事：起床得穿衣服，穿衣服得伸胳膊，她觉得自己连伸胳膊的力气都没有。既然穿衣服都这么难，那洗衣服呢，打扫卫生呢？就更不用说了，换下来的内裤袜子胡乱塞在衣柜里，攒了一大堆……

除了消沉懒散，破罐子破摔，抑郁症的意志减退还有更严重的表现，那就是不想活了！"生无可恋""想解脱痛苦"，会成为抑郁病人自杀的动机。有的病人轻生念头只是一闪而过；有的病人巴不得遇到灾难，把自己和大家一锅端；有的病人可能已经有过计划和尝试，早已"视死如归"；有的病人自杀念头则具有冲动性，在心烦的时候突然想从窗户往下跳、一了百了。

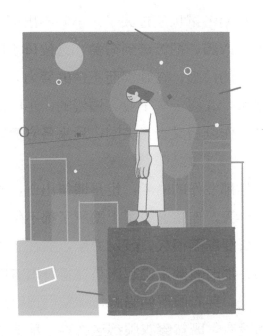

（五）负性的躯体状态

抑郁症患者中有一部分人，会有各不相同的生理症状。比较常见的是虚弱乏力，性欲减退，吃不下、睡不着，明显消瘦；也有嗜睡、贪食和体重增加的。有的病人头痛、头晕、耳鸣，但 CT、核磁、脑电图都查不出毛病；有的患者心慌、胸闷、透不过气来，但心肺检查都没有问题；有的病人胃不舒服，消化不好，经常拉肚子或者便秘，但胃镜、肠镜查不出器质性病变；还有恶心、呕吐、多汗；还有身体某一部位发麻、这里痛那里痛，身体忽冷忽热；还有牙龈酸胀，肛门灼热，等等……抑郁症患者的躯体症状各不相同，五花八门，但有个共同的特点：一般查不出相应的病来，它不是器质性的问题。

保安小张也被诊断了抑郁症，他除了情绪低落，还有很多特殊的症状，他跟医生说："大夫，你看我说话的时候嘴巴不敢张大，一张大脑浆子就震动，里面都拧成一团了；我的眼睛也不敢睁大，一睁大头顶就像有个盖子往下压，脖子后面有两根筋往下拽……"这些莫名其妙的症状，他说起来没完没了，把医生说晕了，医生连病历都不知怎么写了，只好打断他，不让他再说。对于医生来说，抑郁症的躯体症状不是器质性原因造成的，没有什么危险，在抑郁症的临床相中不占主要地位，但是对病人来说，他确确实实感到非常不舒服，他的注意力会聚焦于身体的病症，他会担心身体得了大病，而反复求医。患者生理上的痛苦盖过了心理上的痛苦，他们会认为心情不好的根源是身体有病没查出来，所以他们看病不会首选精神科，结果，他们的这些"疑难杂症"，就会久治不愈。病例 1-2 那个退了学的李同学正是这种情况。

以上内容描述了抑郁症的表现，供读者识别身边可能的患者，但请不要对号入座。抑郁症的诊断，除了看症状，还要看病程多长、严重程度如何，还要排除其他的问题。

正常人也会有悲伤难过、压抑沮丧等情绪体验，这种体验使人对那些需要解决的潜在问题保持警觉，是人生丰富体验中不可缺少的元素，但正常的抑郁体验不会持续很久，不会严重到长时间影响人的生活、学习和工作，达不到抑郁症的诊断标准。如果你觉得自己或身边的人有持续较久的上述症状，并且成为确实的困扰，到底是不是抑郁症，应该到专业的机构去评估诊断。

在专业的机构，精神科医生诊断抑郁发作的标准包括四项：症状标准、病程标准、严重标准和排除标准，这四项都符合，才能诊断抑郁发作。

1. 症状标准

存在情绪低落，并有下列 9 条症状中的至少 4 条：（1）对日常生活的兴趣下降或缺乏；（2）精力明显减退，无明显原因的持续的疲乏感；（3）精神运动型迟滞或激越；（4）自我评价过低，或自责、或有内疚感，甚至出现罪恶妄想；（5）思维困难，或自觉思考能力显著下降；（6）反复出现死亡的念头，或有自杀行为；（7）失眠，或早醒，或睡眠过多；（8）食欲不振，或体重明显减轻；（9）性欲明显减退。

2. 病程标准

上述症状持续存在 2 周以上。

3. 严重标准

上述症状已经对患者的社会功能造成影响，或给患者本人造成痛苦或不良后果。

4. 排除标准

上述症状不是由别的疾病所引起（略）。

可以看出：抑郁症的诊断并不依赖于化验检查或仪器检查，主要是靠医生问诊得到的信息和资料。

表 1-1 可用于成人自评是否有抑郁症状及其严重程度，也可用于患者对自己情绪变化的前后对比。评分计算方法：标准分 = 总分 ×1.25，标准分低于 53 分者为正常；53 ～ 62 分者为轻度抑郁，63 ～ 72 分者为中度抑郁，73 分以上者为重度抑郁。注意：量表结果仅供参考，不能代替医生的专业诊断。

表 1-1　抑郁自评量表（现状）

症　状	偶有	有时	经常	持续
1. 我觉得闷闷不乐，情绪低沉（忧郁）	1	2	3	4
*2. 我觉得一天中早晨最好（晨重夜轻）	4	3	2	1
3. 一阵阵哭出来或觉得想哭（易哭）	1	2	3	4
4. 我晚上睡眠不好（睡眠障碍）	1	2	3	4
*5. 我吃得跟平常一样多（食欲减退）	4	3	2	1
*6. 我与异性密切接触时和以往一样感到愉快（性兴趣减退）	4	3	2	1
7. 我发觉我的体重在下降（体重减轻）	1	2	3	4
8. 我有便秘的苦恼（便秘）	1	2	3	4
9. 心跳比平常快（心悸）	1	2	3	4
10. 我无缘无故地感到疲乏（易倦）	1	2	3	4
*11. 我的头脑和平常一样清楚（思考困难）	4	3	2	1

续表

症　状	偶有	有时	经常	持续
*12. 我觉得经常做的事情并没有困难（能力减退）	4	3	2	1
13. 我觉得不安而平静不下来（不安）	1	2	3	4
*14. 我对未来抱有希望（绝望）	4	3	2	1
15. 我比平常容易生气激动（易激惹）	1	2	3	4
*16. 我觉得做出决定是容易的（决断困难）	4	3	2	1
*17. 我觉得自己是个有用的人，有人需要我（无用感）	4	3	2	1
*18. 我的生活过得很有意思（生活空虚感）	4	3	2	1
19. 我认为如果我死了，别人会生活得更好（无价值感）	1	2	3	4
*20. 平常感兴趣的事我仍然感兴趣（兴趣丧失）	4	3	2	1

四、抑郁还分单双相，轻躁似乎很有趣

抑郁是人的整个状态（包括情绪、脑力、体力）都处在低谷。有的患者除了抑郁的低谷，还有亢奋的高峰，**两种截然相反的状态在病程中交替出现**，有时情绪低落，有时情绪高涨，会从一个极端到另一个极端，情绪可能会像过山车一样，大起大落、大喜大悲。这就不是抑郁症，而是躁郁症了。

躁郁症又称为双相情感障碍，在情绪高涨期和低落期之外，也有情绪适中的正常期。各个时期所占的时间比例和出现的频率因人而异，发作周期有短至数日的，也有长至数年的；双向情感障碍的总体特征是：精神状态的"波动性"明显。

有的病人躁狂发作时症状较轻且持续短暂，因而可能被忽略。不少病人因为抑郁的痛苦而去就诊，后来被发现还有过曾经忽略的躁狂，被诊断为躁郁症。所以，轻躁狂是诊断抑郁症时需要注意的问题。那么，轻躁狂是什么样的呢？

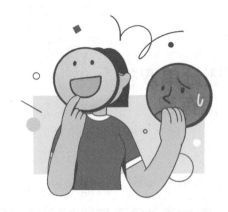

　　抑郁的五大表现，可用五个词来形容：郁闷、悲观、迟钝、颓废、病弱。

　　轻躁狂则可用相应的反义词来描述：喜悦、阳光、敏捷、积极、强壮。

　　轻躁狂听起来这么好，那怎么会是病呢？问题是：这种良好的状态，对某人来说，是生来如此、一贯如此，还是突然变成这样、与过去判若两人呢？比如，在电梯里见到陌生人搭讪几句，对一贯开朗的人来说，那很正常；而对腼腆内向、见了生人就脸红的人来说，那可能就是轻躁狂犯了。

　　那就算是跟平时不一样，这么好的状态就让它维持下去也不错啊？问题是，轻躁狂一般不会长久地维持下去，它是易变的，可能发展为严重的躁狂而变得言行失控、惹是生非，也可能在能量过度消耗和透支之后，再陷入负能量的状态而转为抑郁。以下将躁狂发作的各种具体表现进行归纳，并逐一介绍。

　　轻躁狂的表现，归纳起来是"三高"：

　　情绪活性增强。

　　认知功能增强。

　　意志活动增强。

躁狂表现一：情绪活性增强

胡先生在经历了长达半年的抑郁之后，某一天突然感到：云开日出！浴火重生！否极泰来！他最近心情特别舒畅，感到无忧无虑，心花怒放，心旷神怡，觉得周围的一切都特别美好。他自我感觉更是好得不得了，觉得自己什么事情都能搞定，变得特别乐观、特别自信。与人交往也变得特别热情慷慨、轻松诙谐，他热衷于张罗聚会，吹牛、说大话，开玩笑越来越不讲分寸，跟过去的谨言慎行判若两人。有一次在酒桌上，他一言不合就跟领导摔杯子，说了很多狂妄自负的话，转眼又跟对方称兄道弟，握手言欢。妻子觉得他不对劲，哄着他去看医生，他被诊断为"躁狂发作"。胡先生把自己的躁狂体验写出来发在网上，有一段是这么写的：走出抑郁症的荒野、深渊和黑洞之后，我感觉自己的精神力量变得极其强大，幸福感和幽默感爆表。我觉得自己的心里没有了任何敌人，我恨不得去拥抱街上的每一个人，恨不得见了每个人都冲上前去说："What can I do for you？"看待事情，变得异常有穿透力，敏锐聪明，做事情举重若轻，这种感觉异常美好，简直醉了！

情绪活性增强的表现，除了这种情绪高涨，还有

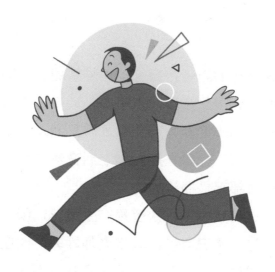

另一种表现，就是易激惹，会为一点小事勃然大怒，容易跟人发生纠纷，甚至出现冲动攻击行为。病人像吃了炸药一样，一点就着，但也会很快地转怒为喜，烟消云散。也有病人处于一种持续的愤怒状态，整天像一只好斗的公鸡。

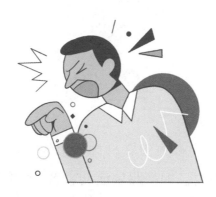

躁狂表现二：认知功能增强

轻躁狂的患者，会感到思维敏捷、头脑活跃，心潮澎湃，此时想法多，点子多，话多，语速也快。说起话来滔滔不绝，写起文章才思泉涌，例如，初中文化的王大叔，在躁狂症发作之后竟然能写出长篇的诗作，还全部都是押韵的。

在这种状态下，人容易产生灵感，创造力迸发，记东西过目不忘。有位大学老师姓郭，他在高中躁狂发作的时候，报名参加了数学竞赛、物理竞赛、生物竞赛，各种竞赛，全部拿了第一，他形容自己当时的状态，用了一个词"智力大爆发"，爆发过后他又抑郁了，成绩就一落千丈。

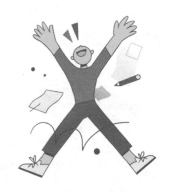

有一本书，叫《躁狂抑郁多才俊》，是两个美国人写的，书里讲了很多躁郁症的患者，有牛顿、凡·高、

贝多芬、狄更斯，净是些名人、天才；网上可以查到，海明威、托尔斯泰、丘吉尔也患有躁郁症，有人把这种病称为"天才病"。还有人斗胆瞎猜：天才们的辉煌成就，该不会是躁狂状态下的产物吧？

　　当然，并不是每一个躁狂的病人都能做出超常的业绩，这跟病人的基础能力有关系，跟注意力关系更大，躁狂病人的注意力如果能够专注于某件事，效率会特别高；但是，多数躁狂病人的注意力很容易"随境转移"，病人心很"花"，一件事还没做完，又想去做别的事，东一下西一下，结果什么都做不成。有时患者的头脑活跃过度，思维变得跳跃奔逸，或思绪变得澎湃拥挤，则不能从事有效的脑力活动了。

躁狂表现三：意志活动增强

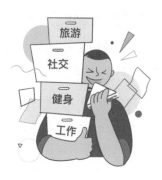

　　沈同学是理科生，最近突然心血来潮，对哲学、宗教、政治、经济产生了兴趣，跑到书店一口气订了2万多元的书，家长不愿意买单，书店不肯退货，双方为此发生争执，后来经过协商，书退掉一部分，沈家花了1万元才算了事。其实沈同学马上就要考试了，本该集中精力备考，却夜以继日地看这些杂书，他心中充满了雄心壮志，让家长哭笑不得。

　　小倩是个文静的女生，最近却变得格外积极、活跃，凌晨2点还在不停地发朋友圈。她对任何事情都变得兴致勃勃，学校不管有什么活动，她都要报名参加：话剧、书法、演讲、健身、社工等，同学纳闷地说："咦，怎么哪儿都有你呀？"除了校内的活动，她还在网上加了一个驴友团，想去骑车游西藏。她感到自己充满了激情和活力，变成了社交小达人。她整天忙得要死，但不知道在忙些什么，因为想干的事太多了，一件事还没做完又做别的去了。

　　那位高中时"智力大爆发"的郭老师，描述自己当时的躁狂体验说："我每天都如饥似渴地学习，就像饥饿的人扑在面包上一样，半个小时不学习我都受不了啊！"他躁狂时会特别急躁，做事总想立刻完成，总嫌别人慢，还变得好管闲事，去维持秩序，跟不排队的人发生激烈冲突。

　　小莲是农村女孩，她躁狂的表现是：自觉身体强壮、精力旺盛、不知疲倦，吃得多、睡得少，一点儿不困，整个人就像打了鸡血一样，浑身有使不完的力量。因此，她发病时变得特别勤快，在家不停干活，不让别人插手，一刻也不能闲着，住院的时候，她把整个病房病友的衣服全部收来洗，别人拦都拦不住。

　　躁狂时的意志增强，除了这些高级的意向，也可能表现为本能意向的亢进，有的病人会变得轻佻、放纵、性行为轻率、好打扮、疯狂购物、挥霍钱财、酗酒、冒险等。

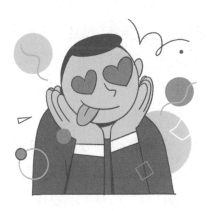

　　轻躁狂时性欲会增强，或容易对异性产生兴趣。有个很端庄的女生在轻躁狂时强烈地爱上了某个男生，另一个女生则变得"大爱无疆"，对男朋友之

外的多个异性产生好感、产生想要亲近的冲动，
还有女病人在躁狂发作时不停地在网上约陌生人
开房。

秦同学有了新交的女朋友，整个人变得神采飞扬，
就连看病候诊也不闲着，他热情地为病友们表演魔术，
赢得大家的掌声和喝彩声。他眉飞色舞地告诉医生：
爱情真是太神奇了，过去折磨了他 7 年的抑郁症突然
被他的女神治愈了，女神照亮了他的整个世界，使他
脱胎换骨，重获新生！其实，他的女神跟他在同一个
社团接触的时间已经 2 年多了，过去怎么就一直没有
引起他的注意呢？因为那时他抑郁，整天痛苦不堪，
哪有心思去追女生啊？所以，医生提醒他："照亮你
世界的，不是女神，而是轻躁狂！"但秦同学不认同，
他愿意继续享受这种幸福的状态，认为这才是他的正
常状态。结果过了 2 个月，他又陷入了抑郁，觉得谈
恋爱太累了，主动跟女朋友分了手。

表 1-2 是"心境障碍问卷"，可用于抑郁病人自
评是否有过躁狂状态，如果结果是阳性，就要怀疑你
的抑郁可能是双相的。阳性标准为：第 1 题总分大于
7，且第 2 题选"是"，且第 3 题选的是"中度影响"
或"重度影响"。注意：测评结果仅供参考，不能取
代医生的专业诊断。

表 1-2　心境障碍问卷（既往史）

1. 你是否曾经有一段时间与平时不一样，并且有下列表现？	是	否
你感到状态非常好或非常开心，但其他人认为与你平时的状态不一样，或者还由于这种特别开心、兴奋而带来麻烦？	1	0
你容易发脾气，经常大声指责别人，或与别人争吵或打架？	1	0
你比平时更自信？	1	0
你睡觉比平时少，而且也不想睡？	1	0
你话比平时多，或说话速度比平时快？	1	0
你觉得脑子灵活、反应比平时快，或难以减慢自己的思维？	1	0
周围的事物容易让你分心，以至于不能集中注意力？	1	0
你的精力比平时好？	1	0
你比平时积极主动，或比平时做了更多的事情？	1	0
你比平时喜欢社交或外出，对人格外热情？	1	0
你特别想亲近异性？	1	0
你做了一些平时不会做的事情，别人认为那些事情有些出格、轻率或冒险？	1	0
你花钱太多，乱买东西？	1	0
2. 如果你有过上述情况的 2 种或 2 种以上，这些情况是否同时期发生过？	是	否
3. 上述情况对你影响有多严重（如不能正常学习工作，出现家庭、经济或法律问题，陷入争吵或打架中）？	1. 没影响 2. 轻微影响 3. 中度影响 4. 重度影响	

五、抑郁共病不少见，
全面了解更清晰

　　不少抑郁症患者会有其他的精神问题同时存在，比较常见的有焦虑障碍和强迫性障碍，了解这些病症有助于你对抑郁症的全面认识，以下介绍焦虑障碍和强迫性障碍的临床表现。

（一）焦虑障碍

1. 慢性焦虑（广泛性焦虑）的两个案例

　　王爷爷这些年经常会莫名恐慌、忐忑不安，他遇事容易紧张，思虑过度，总把事情往坏处想，比如儿女为了尽孝心，安排好一切让他和老伴出去旅游散心，这明明是好事，他却开始紧张，担心出门在外遭遇不测、发生空难、被抢劫、突发疾病死在外面等，结果他血压就高了，因此不能去旅游了，但他又开始纠结：不去吧？会辜负了儿女心意；去吧？身体条件不允许。他纠结来纠结去，最后让老伴单独去了，老伴一走，他更加焦虑了，整天在家坐立不安，每隔半个小时就要打电话，看老伴在外面有没有出事。电视上播了一条公交车上伤人的消息，王爷爷吓出一身冷汗，必须马上确认自己的家人是不是安然无恙。

赵阿姨平时心事特别重，遇到事情拿不起、放不下，比如自己说了什么不该说的话，做了什么不得体的事，会在心里反复琢磨，反复嘀咕，因此久久不安。近两年，她到了更年期，出现了潮热多汗，心慌手抖的症状，心烦意乱则更加严重，她在家里这也看不惯，那也看不惯，动不动就发脾气。遇到任何事她都纠结，哪怕是很小的事，也会瞻前顾后、患得患失，她总下不了决心、总是心乱如麻。她想念孙子，却又受不了孩子吵闹，一听说孩子要来，就紧张得睡不着觉。医生给她开了治焦虑的药，她拿放大镜把说明书看了又看，看到有副作用，就怕得要死、不敢用药，为此反反复复地问医生，从诊室出了又进，进了又出，医生解释了 100 遍她还是不放心。

2.急性焦虑发作（惊恐发作）的案例

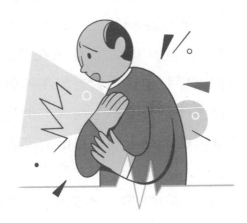

小孙的焦虑跟王爷爷和赵阿姨那种慢性的焦虑不同，他的焦虑是突发性的，不发的时候一切正常，一旦发起来，那简直是要命！极度恐惧！心慌胸闷！喘不过气来！好像马上就要死了！每次发作都要打急救电话，每次都是被救护车拉到医院抢救。但是，每次检查，心肺根本没问题，不需要用什么特殊的药。每次这种情况持续半小时左右，症状会自然缓解，然后恢复正常，但过后还会心有余悸。

表 1-3 可用于成人自评是否有焦虑症状及其严重程度，评分计算方法：标准分 = 总分 ×1.25，标准分低于 50 分者为正常；50 ～ 60 者为轻度焦虑，61 ～ 70 者是中度焦虑，70 以上者是重度焦虑。注意：

量表结果仅供参考，不能代替医生的专业诊断。

表 1-3　焦虑自评量表（现状）

症　状	偶有	有时	经常	持续
1. 我觉得比平时容易紧张和着急（焦虑）	1	2	3	4
2. 我无缘无故地感到害怕（害怕）	1	2	3	4
3. 我容易心里烦乱或觉得惊恐（惊恐）	1	2	3	4
4. 我觉得我可能将要发疯（发疯感）	1	2	3	4
5. 我觉得一切都很好，也不会发生什么不幸（不幸预感）	4	3	2	1
6. 我手脚发抖打颤（手足颤抖）	1	2	3	4
7. 我因为头痛、颈痛和背痛而苦恼（躯体疼痛）	1	2	3	4
8. 我感觉容易衰弱和疲乏（乏力）	1	2	3	4
9. 我觉得心平气和，并且容易安静坐着（静坐不能）	4	3	2	1
10. 我觉得心跳得快（心悸）	1	2	3	4
11. 我因为一阵阵头晕而苦恼（头昏）	1	2	3	4
12. 我有过晕倒发作，或觉得要晕倒似的（晕厥感）	1	2	3	4
13. 我呼气吸气都感到很容易（呼吸困难）	4	3	2	1
14. 我手脚麻木和刺痛（手足刺痛）	1	2	3	4
15. 我因胃痛和消化不良而苦恼（胃痛或消化不良）	1	2	3	4

续表

症　状	偶有	有时	经常	持续
16. 我常常要小便（尿意频数）	1	2	3	4
17. 我的手常常是干燥温暖的（多汗）	4	3	2	1
18. 我脸红发热 （面部潮红）	1	2	3	4
19. 我容易入睡并且一夜睡得很好（睡眠障碍）	4	3	2	1
20. 我做噩梦（噩梦）	1	2	3	4

（二）强迫性障碍

　　强迫性障碍分强迫观念和强迫行为。强迫观念是某些不愉快的意念占据了大脑，挥之不去，纠缠不休，使患者在欲罢不能的挣扎中痛苦焦虑；强迫观念的内容包括强迫性疑虑、强迫性对立观念和强迫性穷思竭虑等，其中强迫性疑虑最为常见。强迫行为往往与强迫观念有关，患者为了缓解强迫观念带来的焦虑，而产生相应的行为，如反反复复的检查、核对，长时间的洗涤、整理，持续不断地录音记录等，为此浪费大量的时间和精力，明知没有必要而欲罢不能，即使有火烧眉毛的正事要做，也非得要先去完成强迫行为，否则患者会焦虑不安。

病例1-4

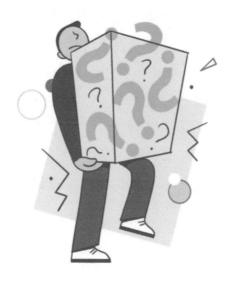

　　贾同学从小循规蹈矩、追求完美，是老师眼里的好学生。但是过度的追求完美、精益求精，也给他带来不少困扰。比如，书写实验报告，他非要在每一个细节上展开再展开、深入再深入，本来可以精简到2000字的报告，硬是被他长篇累牍地写成1万字，他费了力还不讨好，被导师批评重点不突出，被驳回重写。后来，贾同学患上了抑郁症，情绪非常低落，与此同时，他的强迫倾向变得严重，出现了新的问题：母亲上厕所坐了自己坐过的马桶，会不会因此怀孕？这种难以启齿的念头在他脑子里挥之不去，使他焦虑不安；除此之外，他还时时刻刻在纠结：自己是不是需要去打狂犬疫苗和破伤风疫苗？因为不能确定自己出门的时候到底是不是被狗咬了、到底是不是被钉子或别的东西扎伤了，所以他反复努力回忆自己出门后的每一个细节，如果回忆被打断，就必须从头再来……明明知道并没有近距离接触狗、根本不会被狗咬，却不能停止疑虑，因此苦恼万分。为了摆脱这种疑虑，贾同学甚至想：干脆让狗真咬一口，然后死心塌地把疫苗打了，这样就不会再没完没了地疑虑了……

病例1-5

潘女士早在抑郁症发病之前，就患有强迫症，表现是严重的洁癖：洗衣机装在进门处，她爱人孩子回家，每次进门都必须脱光衣服扔进洗衣机，消毒液是她家的一大笔开销；她自己从不吃肉，但孩子需要营养不能不吃肉，她总要把肉煮糊才敢让孩子吃，因为她怕烹煮时间短杀不死寄生虫；她是医院管疫苗的护士，生怕疫苗丢失，不管谁进过疫苗室，即使数过疫苗，数量没有变少，她也要对来的人进行搜身，否则会焦虑不安，就连德高望重的领导来了也不放过；每天下班，她总要反复回来检查门是否锁好，每晚睡前，总要反复检查家中门窗、水电是否关好，检查无数遍仍不放心；最离谱的是，在生下儿子之前，她曾做过4次人流，都是因为无端疑虑、担心胎儿受到过辐射，其中一次是怀疑同事带来的钟表有辐射，同事为了让她放心，把钟表拿到专业机构去检测，并让她远远跟在后面监督，得到了钟表无辐射的书面报告，却仍然没能阻止她去做人流，同事为此很难受，从此对她心生隔阂。潘女士知道自己的疑虑很过分，但就是控制不住，为此痛苦不堪，在她患上抑郁症之后，这些强迫的症状变本加厉，更加严重了。

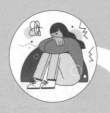

第二章

探究抑郁症

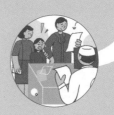

一、抑郁因果问题多，年龄不同有差异

　　提起抑郁症的病因，很多人马上会想到：患者一定是因为受了什么打击或刺激，或因生活压力大才抑郁的，只要生活如意、事事顺利，人就不会得抑郁症；也有人认为：坚强开朗的人不会得抑郁症，患上抑郁症都是因为性格懦弱、或爱钻牛角尖；还有患者的家属和老师认为：患者是因为上网打游戏成瘾、荒废了学业，才得的抑郁症。

　　以上关于抑郁症病因的认识是有偏差的，因为它忽略了生物学因素，而生物学因素恰恰是大多数患者发病的决定性因素。医学研究表明，抑郁症的病因很复杂，是多种因素综合作用的结果，调查表明：抑郁患者的亲属患抑郁症的概率比较高，尽管抑郁症并不是遗传病，但确有遗传因素存在，遗传因素就是一种生物学因素；更为明确的生物学因素是：大脑中与情绪有关的神经递质功能失调，这是抑郁障碍发病的罪魁祸首，早已被科学研究所证实。如果把人的大脑比作一台机器，神经递质就像机器运转所需要的润滑油，当润滑油缺乏，机器的运转就会卡顿、失灵，也就是相关的某些脑区出现功能故障，于是患者产生一系列的症状，包括情绪、思想、脑力、体力、意志和生理等方面的变化。

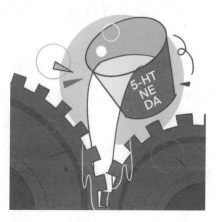

为什么说生物学因素才是大多数抑郁患者发病的决定性因素呢？临床上常常有这样的情况：某人受骗破财后患上了抑郁症，所以家人得出结论：他的抑郁症是受骗破财造成的。可是，当被骗的钱早已追回来了，他的抑郁症还不见好，而且，他的痛苦并不局限于被骗钱这件事，而是泛化到对整个人生失去了希望，工作能力也受到了长久的影响。因此，对这名患者来说，受骗破财只是一个诱因，真正起作用的还是内因。

当遭遇负性的生活事件，如亲人亡故、受欺受辱、婚恋挫折、财产损失、升迁失败等，有人会一蹶不振，生活和工作受到长久的影响；但多数人难过一阵子就过去了，不会患上抑郁症；而有些人在身处顺境、并未遭遇挫折的情况下，却也会患上抑郁症。因此，只能说某个患者的抑郁症发病跟遭遇不幸有关系，但那只是外因或诱因，不能说遭遇不幸是抑郁症的决定性因素。

有的抑郁患者出身贫寒、父母离异，人们自然会想到他的抑郁源于不良的生长环境，但同样家境下也有很多孩子是健康、阳光的，而抑郁患者出生于优越环境的也大有人在。因此，不能说是成长环境导致了抑郁，只能说：某个患者的成长环境不好，对他的抑郁症有影响，社会环境因素并不是抑郁症的决定性因素。

有的抑郁病人确有内向或好强的性格基础，但性格开朗的人患上抑郁症也屡见不鲜，所以不能说抑郁症是性格原因决定的；抑郁患者的悲观消极，有时会被人说成是想不开、钻牛角尖，被当成患病的原因，实际上这是患病的症状、是后果，比如小莲抑郁发作时总觉得自己不好、招人嫌弃，无论亲人怎样劝慰都不管用，等抑郁治好了，她自然就不再那么想了；青少年抑郁患者的网瘾问题很普遍，在这些患者身上，情绪障碍与网瘾往往是互为因果的。

在精神医学领域，医生们比较重视生物学因素对抑郁症发病的作用，因此，抑郁症的治疗在精神科以药物为主，这是治疗抑郁症最有效的手段。当然，心理因素和社会环境因素在抑郁发病中所起的作用也不能忽视，对某些患者来说，这些因素可能只是诱因，但对另一些患者来说，这些诱因对患者的发病和转归却起到至关重要的作用。因此，治疗上除了药物，还要辅以心理治疗和其他治疗方法，才能达到最佳效果。

不同年龄起病的抑郁症患者，在发病诱因、临床表现和社会功能影响等方面，会有不同的特征，这与人生不同阶段的心理发展状态有关。家人在应对这些问题的时候要做到心中有数、有的放矢。

（一）青少年抑郁

青少年时期是人生从幼稚到成熟、从依赖到独立的过渡时期，这一时期的心理特征有：①渴望精神上的独立，试图摆脱父母控制，与长辈产生代沟，青春期逆反是家庭矛盾的常见原因；②对别人的评价非常敏感，渴求在同伴中得到认同，思想和行为容易受到同伴的影响，而此时的同伴友谊往往不稳定，加之校园霸凌现象的存在，有的青少年会因此产生孤独、压抑和自卑感；③初生牛犊不怕虎，对现实困难不能充分预见，加之涉世经验不足，因此容易遭受挫折；④性意识的觉醒和发展，可能产生与恋爱相关的种种问题，包括恋爱挫折、性取向和性身份识别所带来的种种困扰。上述问题可能成为青少年抑郁发病的诱因。

抑郁症在青少年时期发病，可有下列特殊表现：①严重的逆反、对抗甚至攻击父母，暴躁易怒、行为冲动；②学习成绩下降、拒绝上学、自我封闭、离家出走；③消沉、萎靡，沉迷于手机和网络游戏，作息混乱。家长如果发现孩子出现这些问题，应该及时带孩子就医，到专业机构去评估诊断，看孩子是不是患上了抑郁症。

14岁的小兰正在读初三，她是个性格开朗、乖巧听话的孩子，学习成绩在班里中等偏上。小兰从小跟妈妈很亲，但最近一年跟妈妈的话越来越少，不再把学校的事主动讲给妈妈听了，妈妈觉得这是孩子成长中的正常现象，没有放在心上。可是2个月前，她突然不肯去上学了，先是说头疼，要请假，妈妈帮她到医院开了3天的病假条，连周末一共让她休了5天，这期间她每天都是闭门不出，要么睡觉，要么泡在网上，不让父母进她的房间，一副厌烦父母打扰的样子。父母叫她出来吃饭，她要等父母吃完后，才出来吃几口，似乎在有意逃避与父母交流。到了星期一早上，该回学校上学了，刚出门她就呼吸急促，并开始干呕，妈妈只好跟老师打电话继续请假，带她到医院检查，结果什么问题都查不出来。从此以后，只要一提上学，小兰就开始呼吸急促和出现干呕，所以一直都没有上学，给人的感觉像是为了逃避上学故意装病。妈妈问小兰能不能带病坚持上学，小兰突然怒吼："你干脆把我逼死算了！"同时她发疯似的砸东西，用头撞墙，吓得妈妈再也不敢吭声。

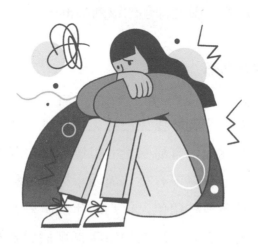

妈妈很着急，跟老师沟通过后，了解到小兰期中考试成绩下降很多，在学校变得独来独往。妈妈帮小兰找了心理咨询师，小兰倒挺配合，对咨询师说起学校的情况："有一次同学们瞎起哄，说我对某个男生有意思。我真是跳进黄河都洗不清了，感觉特别尴尬、特别丢脸，觉得大家用异样的眼光看我，所以我在班里觉得特别别扭、特别不自然；我最近 2 个月还经常失眠，上课打瞌睡、走神，学不进去，作业不会做，又不敢问别人，同学们肯定都看不起我，我只要一进教室，就会感到无地自容，恨不得地上有个缝，钻进去才好。现在一想到要回学校，我就非常非常焦虑，只有靠上网来转移思想，忘掉这些破事。"咨询师觉得小兰的问题比较严重，转介到精神科就诊，经过评估，小兰达到了重度抑郁的诊断标准。

（二）中年抑郁

中年人事业爬坡往往已经见顶，或许在职场上面临着新人的挑战，容易滋生危机感，加之步入人生的多事之秋，上有老下有小，需要承担家庭和社会的多重责任，扮演多种角色，比别的年龄阶段要承受更多的压力，这些压力可能成为中年抑郁症患者发病的诱因。如果再遇上老人重病、孩子叛逆或婚姻遭第三者插足等危机，中年人的情绪焦虑就在所难免。因此中年抑郁症患者往往伴有严重的焦虑，焦虑往往导致生理功能失调，躯体症状往往较为突出。

　　中年患者的焦虑往往表现为烦躁易怒、爱发脾气，因此容易导致人际关系不良，特别是家庭关系紧张。而不良的人际关系反过来又会加重患者的情绪障碍，从而形成恶性循环。因此，对中年抑郁症的患者，家人的体谅和包容尤为重要。

　　刘阿姨正值更年期，雌激素水平下降，月经已经越来越不规律，经常有潮热出汗、失眠多梦的症状。她儿子上的是重点高中，成绩排名中等，老公收入不算高但很稳定，家庭并没有遭遇什么特别的灾难和变故，但一家人却生活在水深火热之中。原因是刘阿姨患上了焦虑抑郁障碍，变得脾气暴躁，看什么都不顺眼，整天对丈夫和儿子横挑鼻子竖挑眼。丈夫和儿子并不理解这是刘阿姨的病态，所以针尖对麦芒，家里经常吵得鸡犬不宁，哭叫、摔东西的声音扰得四邻不安，夫妻俩不止一次闹离婚，儿子不止一次要离家出走，刘阿姨不止一次想要自杀。过年的时候，家家都在庆祝团圆，他们家却在冷战，到各自的朋友家去蹭饭。朋友问起吵架的原因，其实都只是一些鸡毛蒜皮的事，比如老公煮汤忘了撒点葱花，或切萝卜切得太大，儿子周末睡了一会懒觉，这些都能使刘阿姨暴跳如雷，从而引起家庭大战。有人好心劝刘阿姨去看看精神科，刘阿姨一听勃然大怒，她说："我没病！要不是他们气我，我不会这么难过。"

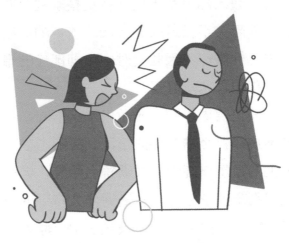

后来刘阿姨因为屡屡晕倒被送医院，医生查不出晕倒的原因，把她转诊到精神科，刘阿姨被诊断为抑郁症，她抱着试试看的态度，接受服用治疗情绪障碍的药物。药物起效之后，刘阿姨不仅头晕治好了，心情也好了，再也不乱发脾气，她感觉自己变得宽容了，以前处处扎心的那些事，现在看来都不算什么。老公也说，真后悔过去不相信她有病，以为她是性格问题，要是她早点吃药就好了，大家就不会跟着受这么多罪。

（三）老年抑郁

　　老年人退休以后，社会角色彻底转变成为配角，当失去集体和工友、失去官职和权威、失去尊重和舞台，他们往往会产生强烈的失落感和被剥夺感；当人生开始走向归途，夕阳再好，也难免令人伤感，加之普遍存在的"空巢"现象，很多老人会感到冷落与孤独；而且随着年龄渐增，生理机能逐渐衰退：眼花、耳背、健忘和力量的丧失，会使老年人的依赖性越来越强、情感越来越脆弱；当脑卒中、癌症、痴呆等老年人常见的疾病袭来，焦虑抑郁障碍往往随之袭来，成为最常见的身心性疾病，如果不及时治疗，可能损及患者的生活能力、增加致残率和死亡率，给家庭带来沉重的负担。

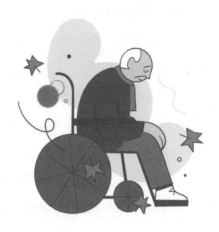

何爷爷原本是个爱热闹的风趣老头，可是半年前中风之后，他的精神一下子就垮了。虽然脑出血的病灶早就完全吸收了，医生说只要积极进行功能锻炼，不会留下偏瘫的后遗症，但何爷爷依然不能活动。他不配合功能锻炼，整天躺在床上，吃喝拉撒全靠人伺候；他有时默默流泪，有时哇哇大哭，夜间很难睡着，总是唉声叹气。有时老伴让保姆用轮椅推着他出门晒晒太阳，出门没多久，他就非要回家，有人来看望他，他也懒得起身，懒得说话，而且满脸厌倦。中风之后，他胃口一直不好，吃得很少，最近干脆拒绝进食，连水都不喝了，家属只好把他送去住院，经过精神科会诊，何爷爷患上了抑郁症。医生说："中风患者是抑郁症的高发人群，中风病人的抑郁如果得到积极治疗，不仅情绪有望改善，对肢体康复也大有好处。"

胡奶奶的肺癌发现得早，没有转移，手术做得很成功，不用化疗，不影响寿命。照说这是件值得高兴的事，但胡奶奶却像被打入了十八层地狱，从此觉得暗无天日，身体的病痛折磨得她夜不能寐，吃安眠药都不管用，于是她到肿瘤科要求医生给她开镇痛的药，医生经过详细检查和分析，认为她的疼痛与肿瘤和手术无关，而与情绪障碍有关，建议她服用抗抑郁药，并告诉她："很多癌症患者都需要加用抗抑郁治疗，这在某些肿瘤科室几乎已经成为治疗的常规。"胡奶奶服用抗抑郁药之后效果很好，情绪恢复正常、疼痛消失，生活质量大大提高，如今肺癌术后10多年了，健康状况依然不错。

独居的李奶奶身体没什么毛病，但最近半年总是不舒服，一会觉得舌头疼，想看口腔科；一会觉得心慌胸闷，想看心内科；一会又觉得后背火辣辣的，不知该看什么科。这些症状一阵一阵地出现，在晚上特别明显，伴随着烦躁和失眠，让她痛苦不堪。李奶奶的独生女儿一次又一次请假陪送她看病，该看的科室都看过了，医生说心脏、口腔都没有问题；夜间的急诊也去过多次，每次都是不了了之。可李奶奶的症状始终不能消除，忍不住的时候她就反复给女儿打电话。女儿接到电话，有时是白天在忙工作，有时是深夜在熟睡，因此深感无奈，开始不耐烦。这让李奶奶感到满腹委屈，一方面她对女儿心生怨气，怪女儿不管自己的死活；另一方面她又为拖累女儿感到自责。李奶奶有悲观想死的念头，又有担心活不长的忧愁。她女儿以为母亲是害怕孤独，就撇开老公和孩子搬来和她一起住，但李奶奶还是不好，天天难受想上医院，晚上睡不着常常大声呻吟，闹得女儿也睡不成安稳觉。后来李奶奶看了精神科，服了抗焦虑抑郁的药，终于有了改善，身体不再难受了，女儿终于如释重负。

二、抑郁用药确有效，答疑解惑看这里

　　妈妈带小兰到北医六院看病，确诊抑郁症。医生开了抗抑郁药，说连续服药 2 ～ 4 周开始起效，如果到时候不起效，可能是剂量不够，可以根据用药反应调整剂量或者换药。

　　拿到诊断书，一家三口的反应截然不同。小兰感到五雷轰顶，当即崩溃大哭，觉得自己的状态本来已经够糟糕的了，现在又患上了抑郁症，这对自己的家庭来说简直是雪上加霜！她不相信这个病能治好，心里充满了绝望，认为就算能治好，自己也不配治、不值得治。

　　妈妈的反应是："太好了！现在我们终于找到了问题的症结所在。以前总以为你身心疲惫是因为累、是因为亚健康，所以让你休学，结果总不见好。这么长的时间你深陷泥潭难以自拔，原来是得了病，那就好办了，有病就治呗！你看就诊的病友那么多，我挨个问了，好多人过去比你更严重呢，他们不都治好了吗？"

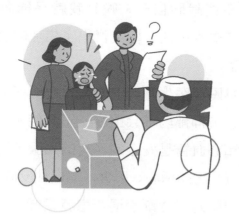

　　妈妈的话，使小兰得到极大的安慰。小兰心里燃起一丝希望，开始尝试服药，可是服药后觉得有些恶心和头晕，原本身体就不舒服，现在任何新增的症状，哪怕并不严重，也会让小兰觉得难以忍受。

　　爸爸的反应是："是药三分毒，还是不要吃药了！谁没有伤心难过的时候？这也需要吃药？看你表姐，受了多少打击，依然坚强豁达，你要向她学习嘛！你到底有什么想不开的呢？心胸要开阔些嘛！来来来，从今天开始，你每天跟我出去跑步，找些事做，免得胡思乱想。咱们一定要振作起来！"爸爸觉得不能给孩子贴上疾病的标签，否则她就有了一蹶不振的借口，更要整天窝在家里、赖在床上了。

　　殊不知，爸爸的鼓励，加重了小兰的自卑感和无力感："为什么别人那么坚强，我却如此脆弱？我为什么不能战胜自己？唉！我就是稀泥巴扶不上墙……"绝望的小兰心里又冒出了想死的念头，药也不想再服了。

　　小兰妈妈在医生开药的时候，已经仔细了解过：现在常用的抗抑郁药不会上瘾、不会使人变傻，多数对肝、肾和心血管是安全的。有的人服药可能出现某种不良反应，比如恶心、厌食，但这种反应一般不重，会随用药时间延长逐渐消退，患者只要忍一忍，过一周就好了。所以，妈妈极力鼓励小兰坚持药物治疗，为了同时争取爸爸的支持，她辩论道："药物如果有什么不可逆的损害，医生胡乱开药，那不是给他们自己惹麻烦吗？医生开药肯定会考虑安全问题，我们遵守医嘱就好。有什么问题，可以随时复诊咨询，请医生帮我们调整。"

　　妈妈帮小兰树立了治疗的信心，消除了治疗中的顾虑，使小兰重新配合治疗。妈妈每天督促小兰按时服药，坚持了一段时间，终于换来了小兰的康复。爸爸看到效果，终于不再排斥用药，他说："原来看到网上的病友写服药的各种不舒服，挺吓人。问了医生才知道，那其实是他们抑郁症本身的症状。看来，要了解抑郁症的知识，得找正规的科普渠道，才不会被误导。"

小兰的妈妈查阅了相关资料，了解到：抑郁症的治疗手段，有药物治疗和非药物治疗，非药物治疗包括心理治疗、物理治疗、运动治疗、光照疗法等。目前，药物治疗是抑郁症治疗的主要手段，有效率超过70%，有人说：抗抑郁药物的发明，是现代科学家对人类的伟大贡献，它给无数受尽折磨的抑郁症患者带去了福音。

29岁的女白领钟小姐，4年来眼睛、鼻子发干发热，总像被火烤着，早晨起床时最明显。她感到眼睛珠子不能动，一动就好像要碎掉一样，她心情烦躁、胸口发堵，总是莫名愤怒，自认为肝有问题，经常看中医，吃了很多中药都没有效果，眼科、耳鼻喉科也看过，看不出什么问题。近两年她又有了新问题：容易疲乏，精神不振，特别虚弱，总是高兴不起来，做事拖延，工作效率低。

中医科、眼科和耳鼻喉科的大夫都建议她看精神科，起初她不听，后来实在是难受得不行了，才挂了精神科的号。医生诊断"焦虑抑郁障碍"，开了一种治疗焦虑抑郁障碍的药——黛力新，每天早上一次服

2片，起效快到连医生都不敢相信：钟小姐那些长达
4年的眼鼻症状，在服药的第二天，就有明显减轻，
4周后眼鼻症状基本消除，精神面貌焕然一新。钟小
姐感到非常神奇，如果早点来看精神科，就不会走那
么多的弯路了。

像这样的例子，在精神科门诊数不胜数，有神经
性呕吐长达7年的、发作性心慌胸闷长达10年的、
大汗淋漓长达8年的，经过抗抑郁药物治疗，都在短
期内获得了良好的效果。更有无数徘徊在死亡边缘的
抑郁症患者，在接受治疗之后重获新生。

药物治疗过程中的相关问题

（1）关于不良反应

抑郁患者在服药过程中，会遇到各种问题，比如
一看说明书，"不良反应"项目下罗列着全身各个系
统的症状，数都数不过来，再上网一查，会查到有网
友把服药后的不良反应写得特别吓人，有的患者就不
敢吃药了。

实际上，任何药物在上市前，都会经过国家药监
局的严格审批，之前的研发阶段要经过严格的动物试
验和大量的临床试验，如果试验阶段发现很多人出现

同样的严重反应，国家根本不会允许这种药物上市。药物上市之后的临床应用当中，还有不良反应监测报告制度，来持续追踪该种药物有无潜在风险。所以，只要有国药准字号的药品，都是经过了严格的安全性检验的。

说明书上罗列的不良反应，主要是药品在临床试验阶段由大量参加试验的患者报告的症状，即使非常罕见，也会罗列在说明书上，其中多数症状与服药的因果关系并不确定，参加试验的抑郁患者原本就可能存在各种躯体症状。

患者在治疗过程中感到不舒服，不一定是药物的不良反应，比如乏力、恶心等症状，如果在服药之前早已存在，那就是疾病本身的症状；个别患者在服药之后反而感到原有症状加重，那可能是自身疾病的发展与服药发生了时间上的巧合，这种情况只要坚持治疗，等药物起效后症状就会改善。

虽然有的人服用抗抑郁药会出现一些不良反应，但一般都很轻微，多随着治疗时间的延长而逐渐减轻。而且抗抑郁药所引起的不良反应，在药物停用后会很快完全消除，绝不会留下永久的后遗症。

有人担心：抗抑郁药用久了会不会伤脑子、使人变傻？

　　如果你了解抗抑郁药的作用机制，就知道这种担心纯属多余。因为抗抑郁药作用于大脑这部机器，只是在关键部位加了点润滑油而已，并没有换掉零件，怎么会使人变傻呢？相反，曾有患者描述：在用药之后，抑郁时的迟钝得以解除，明显感到自己变聪明了，上课听讲，老师刚讲了上句，他就能猜出老师的下句。虽然有的药物会使人困倦，困倦的时候难免反应迟钝，但这只是暂时的，等药劲一过就会恢复，也可以通过减少药物用量来减轻困倦的反应。

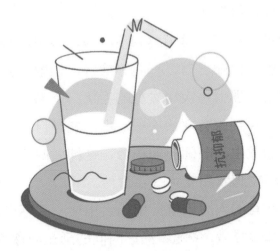

　　抗抑郁药的品种很多，有的药可能使人嗜睡，如米氮平，而有的药可能使人精神振奋，如氟西汀；有的药可能引起短期的恶心，如舍曲林，而有的药可能解除原有的恶心，如多塞平；有的药可能引起短期的

性功能障碍，如帕罗西汀，而有的药对性功能有帮助，如米氮平和曲唑酮；有的药可能使人食欲大增，如米氮平，而有的药能控制贪食，如氟西汀；有的药可能使人长胖，如米氮平，而有的药可能帮人减肥，如安非他酮。所以，患者如果对哪方面的不良反应特别介意，只要告诉医生，多数可以通过合理选药来规避所介意的不良反应。

（2）关于疗程和停药

抗抑郁药物在用足剂量的前提下，一般过 2～4 周起效，如果迟迟不起效，有可能是剂量不足，需要找医生调整。药物起效后，患者的抑郁症状会缓解，但还不能马上停药。如果停药过早，病情复发的概率会增高，为了预防复发，医生会建议患者在抑郁症状改善后，继续巩固和维持治疗一段时间。需要服药的疗程是因人而异的，要根据患者的病程和治疗的反应来定，那些发作多次的、久病的抑郁患者，往往需要数年甚至更久的维持治疗；初次发病、病程不长的患者，在治疗顺利的前提下，抗抑郁治疗的时间至少也得半年；但是，如果在治疗过程中，出现"矫枉过正"，抑郁变成躁狂，此时的诊断和治疗方案就需要重新修订，抗抑郁药则要及时减停，用药要改为以情绪稳定剂为主。

有的患者在抗抑郁药停用的时候也会感到不舒服，这可能是停药反应，也可能是病情复发。停药反应通常在停药后立即出现；而病情复发时，症状的出现有早有晚。如果病情复发是在停药后迅速发生的，它与停药反应的区别是：停药反应的症状逐日减轻；而抑郁复发的症状会越来越明显。

（3）关于药物依赖性

抗生素治疗感染性疾病是消除病因，可以一次性治愈；而抗抑郁药治病却只是对症治疗，它并不能彻底挖掉尚不明确的抑郁病根，所以有一部分抑郁患者，一停药就复发，一用药就缓解。有人就据此认为：抗抑郁药具有依赖性。

实际上，病情需要靠长期服药来控制的情形，在高血压、糖尿病等疾病的治疗中也是常态，这与"药物依赖"并不是一回事。药物依赖有三个特征：①需要越来越大的药量去维持原来的效果；②依赖形成后心理上离不开药物；③断药后生理上产生难以忍受的不适。

某些具有抗焦虑作用的安眠药是可能产生依赖的。而抗抑郁药并不具备上述特征，所以可以肯定地说：抗抑郁药没有依赖性或成瘾性。而且，并不是所有的抑郁患者都需要长期用药，停药后多年未再复发的患者也屡见不鲜。

（4）双相抑郁使用抗抑郁药要防止"转躁"

如果抑郁患者过去有过明确的或可疑的躁狂发作史，医生一般不轻易给他／她开单独的抗抑郁药，除非抑郁较为严重，才会在情绪稳定剂为主的用药方案中酌情加用抗抑郁药。这是因为双相抑郁的患者单用抗抑郁药很容易发生"矫枉过正"，即转为躁狂。躁狂一段时间后可能再转抑郁，如此形成抑郁——躁狂的混合状态或快速循环状态，使治疗的难度增加。

小慧第一次就诊时处于重度抑郁状态，经过治疗病情好转后，她感到自己重见了天日，很庆幸自己能够及时获得治疗，所以，好转后她遵照医嘱继续服抗抑郁药巩固治疗。可是在没有减药停药的情况下，她最近又抑郁了，又变得全身无力，连下床都困难，要不是闺蜜拖着她，她根本来不了医院。医生问起最近是否压力大、是否受了刺激或是否身体患病，回答都没有，再问起这次抑郁之前的精神状态，终于发现了问题的症结所在。

这次抑郁之前，小慧有段时间精神特别好，整天朝气蓬勃、干劲冲天，导师布置的课题任务，小慧做起来废寝忘食，效率特别高，大大推动了课题的进展。导师因此对她大加赞赏，给她发了 1 万元奖金，以此激励全体师门弟子。小慧在全力工作的时候，能意识到自己脑子转得飞快，消耗能量太多，旁人则说她像打了鸡血一样。小慧的抑郁其实是双相的。

医生第一次给小慧开药的时候，就提醒过她：服用抗抑郁药要防止转躁，小慧上网查了躁狂的表现，但在那段斗志昂扬的时期，她不愿承认自己可能已转为躁狂，而认为这是自己的正常状态。

复诊取药的时候，医生问她有没有过度亢奋，她连忙说没有没有，生怕医生给她停药。就这样，她在躁狂状态下继续服着抗抑郁药，维持着持续亢奋的状态，慢慢感到能量耗竭，"逐渐被抽干"，最终重新陷入比以前更加严重的抑郁。"乐极生悲"这个词，用在小慧身上真是再合适不过了。这次发病，在门诊调药效果不佳，小慧只好去住院，无抽电休克配合药物等治疗，终于控制了病情。小慧自此吸取了教训，再不能贪图躁狂时的"巅峰体验"，她写下自己的领悟："世间万物都在能量守恒的定律中运转，包括人的精神活动。别人的平衡是保持情绪的稳定，而我是以高涨补偿低落、再以低落去平衡高涨。我终于明白：为什么高峰过后必有低谷；为什么躁狂的时候越 high、high 得越持久，过后的抑郁越低沉、越难以自拔。"

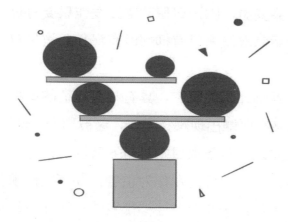

　　有些顽固难治的抑郁症，其实是尚未发现的躁郁症，即双相情感障碍。难治的原因就在于治疗方案未能根据病情变化及时调整，这种情况需要引起患者和家属的注意，如果在治疗中出现过度亢奋，一定要找医生重新评估、重新调药。

　　除非躁狂发作时的表现特别突出，躁郁症患者确诊前，往往只在抑郁发作的时候才会想到需要求医。即使他们病前有过积极上进、活泼开朗的快乐时光，即使那时跟抑郁发作时的状态截然不同，甚至有天壤之别，医生有时也难以贸然判别：那到底是患者的正常状态，还是超乎寻常的轻躁狂状态；另外，有些躁郁症患者在疾病初期只有抑郁发作，多年以后才首次出现典型的躁狂发作。所以有些躁郁症患者可能需要长达数年的观察才能最终得以确诊，而一旦确诊，诊断就不会变更，因为典型的躁狂发作只要有过一次，即使今后每次发病只有抑郁没有躁狂，也是双相情感障碍。

根据国外相关研究，具有某些特征的单相抑郁患者，未来有可能出现躁狂发作，这被称为"软双相"，其特征为以下9条项目中具备6条以上：①精力过盛型人格；②目前抑郁发作为重度；③每次抑郁发作不超过三个月；④非典型性抑郁发作；⑤伴有精神病性症状；⑥抑郁首次发作在25岁之前；⑦产后抑郁；⑧抗抑郁药物效应逐渐消减现象；⑨三种以上的抗抑郁药物治疗无效。

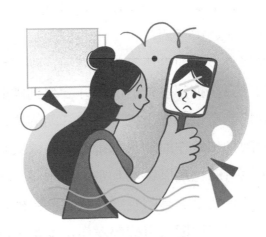

　　若存在下列情况之一或之二：①一级亲属中有躁郁症患者；②服抗抑郁药曾出现矫枉过正，则上述 9 条只需具备 2 条或 1 条即满足"软双相"的条件。

　　具有上述"软双相"特征的抑郁症患者，特别是抑郁发作次数在 4 次以上的、或 18 岁之前首发的抑郁症患者，未来转化为双相情感障碍的可能性较大，要特别注意观察自己的情绪变化，如果有兴奋的表现，要及时向医生反映，医生会帮你重新制订治疗方案。

三、抑郁诊治有规范，莫信偏方防诈欺

　　十多年前，网上预约挂号还不时兴的时候，有这么一件事。

　　小陈是个健谈的理发店小哥，一天晚上为一位吴姓阿姨理发，攀谈中得知对方是附近社区医院的医生，于是迫不及待地为自己母亲的病症向这位医生展开了咨询。

　　他母亲五十多岁，是个勤劳的农村妇女，没有文

化但很能干，家务农活、里里外外一把手。可是，这几年得了怪病，人完全垮了，她全身无力，连床都下不了，更别提做家务了。她最突出的症状是口腔溃疡，疼得吃不下东西，人瘦的脱了形；她还出现过"鬼剃头"，头发突然成片脱落、形成斑秃；她情绪方面的问题也很明显：见谁都烦、不想说话，经常以泪洗面，经常把"死"挂在嘴上。在当地看病，吃了不少中药，一直都没有看好。

小陈独身一人在北京打工，收入不高，租住在城西破旧的城中村，半年前他把母亲从农村接来，想在北京给母亲看病。可是该到哪家医院、该挂什么科，小陈茫然无措。那就先看口腔溃疡吧，于是去了北京口腔医院，医生检查发现小陈母亲的牙齿有问题，给她拔了两颗牙再镶上假牙，也开了些治口腔溃疡的药，钱花了 1 万多，路跑了若干趟，可是口腔溃疡还是一直不好，还是疼得不能吃东西。

小陈听说北医三院挺有名，离自己上班的地方也近，就又带母亲去了北医三院。小陈和母亲早上 7 点多到的医院，各个窗口排队的人已经把挂号大厅挤得乌泱乌泱的，不少号贩子在鬼鬼祟祟地兜售高价的专家号，有人告诉小陈，要想自己挂上号，得凌晨就来排队。于是小陈让母亲次日 8 点去医院，自己则凌晨

4 点先去排队，到了医院，发现已经有二十几个人排在前面了，有带了小板凳的，甚至还有打地铺的，这些人多是从外地来北京看病的。小陈站累了，只好坐在地上，到 6 点钟的时候，陆续来的人已经把大厅挤满了。终于等到挂号开始，轮到小陈的时候，急吼吼的挂号员容不得小陈犹豫该挂什么科，小陈只好匆忙挂了 1 个消化内科和 1 个普通外科。排队、候诊多时，终于轮到母亲进诊室了，两个科的医生听了症状，都说："挂错号了，去看口腔科吧。"

其实小陈母亲应该看的是精神科，紧邻北医三院的北医六院就是享誉全国的精神专科医院，扭头就能看见，可这没人告诉小陈啊。当小陈和母亲沮丧地走出北医三院，在门口被一位"病友"拦住，病友问小陈是来看什么病的，小陈说了情况，病友说："我嫂子的病情跟你妈一模一样，现在已经完全治愈了"，病友掏出一张名片，接着说："是在这家诊所治好的，他们有祖传秘方，专治疑难杂症，你可以试试。"小陈和母亲如获至宝，马上按图索骥找到了位于东城区的这家诊所，坐诊的老中医看上去很慈祥，问诊、把脉很仔细，然后说了一大堆阴阳虚实的术语，小陈和母亲觉得听起来很有学问，于是深信不疑地买了老中医自制的丸药，可是吃了两个多月，花了 8000 多元钱，除了大便比原来通畅些，其他的症状一点都没见好转。再去找老中医，说是疗程不够，要坚持治疗才能起效，小陈开始怀疑对方是骗子，再加上这药太贵，实在吃不起，所以没有再买，现在母亲还在北京，每天在病痛中煎熬，令小陈心疼又愧疚。

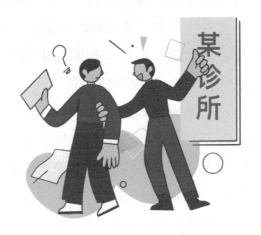

这位来理发的吴医生听了小陈的叙述，让小陈打电话把母亲叫来，当面看一看。吴医生的头发早就剪完了，小陈的妈妈还在公交车上，小陈生怕吴医生不愿久等，就把吴医生的头发重新洗一遍，重新吹干，再执意帮吴医生做了一遍头部按摩。在理发店准备打烊的时候，小陈的妈妈终于赶到。

吴医生的专业恰好是精神科，过去看过很多类似的病人，对小陈母亲"抑郁症"的诊断有十足的把握，对治好她的病也有十足的信心，考虑到小陈的经济条件，为他母亲选择了最便宜的抗抑郁药：多塞平。这是一种老药，一个月的药费不到 20 元，而它抗抑郁的疗效和起效速度并不逊于那些贵很多的新药，它对失眠也有立竿见影的疗效，它的另一个优点是服药没有恶心的反应、胃不好的患者不会抵触。缺点是：有的人可能有口干、便秘、嗜睡等副作用；患有青光眼、尿潴留、严重心脏病和谵妄的病人，是绝对不能用它的。小陈的妈妈没有这些禁忌症，第二天到吴医生所在的医院挂号并取了药，1 个月之后，小陈专门来感谢吴医生，他说："我妈现在不仅能吃能睡、身体有劲了、愿意出门了，昨天还帮我做饭了呢，我妈炖鸡可真好吃啊！您上次说能保证她心情变好，但不保证她口腔溃疡能好，可她口腔溃疡也好多了呢！虽然没有完全愈合，但是已经不疼了！"

后来，吴医生又接诊过一位来自安徽的中年女患者，是小陈的老乡。她的症状是严重失眠、眩晕耳鸣，夹杂着隐隐约约的幻听，已经很久不能继续做自己的生意。她曾根据网上查到的治病广告到杭州求医，在那里租房子住了一年，一直吃药，花了很多钱，病却没有好。她来北京是听了小陈的宣传，专门来找吴医生看病的，她已经在附近租好了房子，准备打持久战。

经过吴医生评估，她得的也是抑郁障碍，伴有精神病性症状和躯体症状。吴医生给她开的是抗抑郁药和抗精神病药，2个月后她的病情明显好转，幻听早已消失。在吴医生的建议下，她退掉了租的房子，回到安徽去继续治疗。

生活在二线城市的崔先生患了抑郁症之后，对当地专科医院的诊疗水平半信半疑，他想找全国最好的医院，于是奔着北医六院来到了北京，先在医院附近找了家宾馆住下，然后开始摸索就诊流程。崔先生好不容易挂上专家号，发现就诊的病人特别多，他心想：人越多说明医院的名气越大、水平越高，于是他心里充满了期待，希望专家能把他的病立即治愈。

可是候诊的时候他发现了问题：人越多，意味着人均可占用的就诊时间越少。每个患者都希望排在前面的就诊者少啰唆，快点结束，而轮到自己却带着一大堆问题，希望医生仔细分析。医生则像打仗一样，连续4～5个小时不间断地为形形色色的患者分析病情、制定治疗方案，崔先生这才意识到：医生的脑力想必消耗很大，刚才正为上一个患者分析问题，马上把思绪切换到下一个患者身上来，要从头到尾保证思路清晰恐怕不容易呢？轮到崔先生就诊的时候，医生已经快到下班时间，后面还排着不少患者，满脸疲惫

的医生急促地向崔先生询问病情，崔先生只好急促而
简短地回答，他提到的情况，有些会被立即打断，因
为医生认为无需了解。崔先生的就诊还没有结束，排
在后面的患者已经迫不及待地钻进诊室，守在旁边了，
崔先生在这种紧迫的氛围里匆匆结束了自己的初次就
诊，与医生交流的时间总共十几分钟，好多想问的问
题都没有问。医生让崔先生一周后再来复诊，给出的
治疗方案跟之前当地医生给的方案完全相同。崔先生
为了这十几分钟的就诊，排队花了 3 个半小时，挂号
等号源好几天，再加上千里迢迢来北京的路途，整整
耗费了一个星期！如果还要在这里复诊，还得再等一
个星期……

关于求医渠道的相关问题

（1）抑郁症和双相情感障碍的诊断及治疗，在
我国早已有了统一的规范，无论哪个城市的精神科医
生，临床诊疗工作都会遵循同样的指南，例如《中国
抑郁障碍防治指南》和《中国双相情感障碍防治指南》，
加上如今行业内的学术交流十分通达，医学新进展的
推广不会漏掉任何小城市。所以看这种病不必非要来
北京或上海，国内每座城市都有精神专科医院，那里

不像大城市的大医院人满为患，因此就诊时间和服务质量更有保证，医生水平高低并不取决于所在城市大小或医院级别高低。

（2）有些抑郁症患者躯体症状突出，在别的科也许被当成疑难杂症，找名气再大的专家都没有用，到了精神科却是常见病，精神科医生无论年资高低，都有能力诊治。所以，求医只认医生名气，不如挂号找对专科。

（3）不要轻易相信网上的治病广告，更不能病急乱投医，万万不能仅凭道听途说来选择求医渠道。小陈母亲被医院门口的陌生"病友"引导到私人诊所，购买成分不明的祖传秘方，这显然是个骗局，显然遇到了"医托"；此外，在百度上搜"治疗××"，一般会出现"治疗××最好的医院"等广告，对这些广告信息一定要擦亮眼睛，正规的医院宣传业务一般都是通过官方网站，而不会通过打广告大肆吹嘘疗效，对那些"根治""永不复发"的字眼更要保持警惕。

（4）如果你的躯体症状一直查不出原因，请到精神科去会诊。一般来说，躯体症状的病史越长、部位越不固定，由器质性病变引起的可能性越小，存在焦虑抑郁障碍的可能性越大。

（5）请注意区分精神科和神经科，神经科主要诊治神经系统的器质性疾病，包括脑部、脊髓和周围神经的疾病，如中风、脑瘤、癫痫等；而精神科的疾病如焦虑抑郁障碍，往往独立于可查见的器质性病变而存在。

四、抑郁求医有攻略，少走弯路保效率

父母和爷爷奶奶带着 14 岁的丞丞来就诊，孩子像局外人一样始终戴着耳机、低头玩着手机，病史则由妈妈抢着代诉，医生问孩子的症状，妈妈对孩子情绪异常、拒绝上学等问题一带而过，就连 3 天前丞丞要跳楼这样重要的事件都只字不提，而说起孩子如何优秀、如何听话、如何努力，妈妈却滔滔不绝、难以打断。在人满为患的精神科，挂专家号的患者人均就诊时间是 20 分钟，丞丞妈妈却占用了 30 分钟还没说完孩子如何出类拔萃：学习成绩好，钢琴十级，演讲获奖，代表学校参赛……仿佛不是来看病的，而是来"秀"娃的。医生无法获得最想了解的信息、急得直冒汗，只好让<u>丞丞</u>先去做量表检查，下次再来看结果，<u>丞丞</u>一家兴师动众的初诊就这样无功而返。

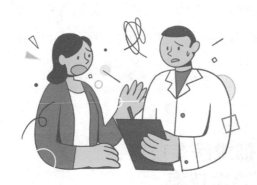

侯爷爷则截然相反，他带着厚厚的一本记录来看病，希望医生帮他解决失眠的问题。他的失眠已经有几十年了，一直靠药物助眠，最近半年药物不管用了。他向医生叙述病情：上周一晚上 10 点 25 分，服了 1 片艾司唑仑后上床，11 点 35 分还没睡着，起床上了个厕所，加服半片艾司唑仑再次上床，凌晨 1 点 15 分还没睡着，加服 1/4 片佐匹克隆，后来不知不觉睡着了，但凌晨 4 点 25 分又醒了，又起床上了厕所，加服 1/4 片佐匹克隆，之后迷迷糊糊，可能睡着了，也可能没有睡着；第二天也就是上周二，白天想睡午觉，没有睡着，下午出去散步、观棋，晚上 10 点 07 分服了艾司唑仑 1.5 片……医生想知道这一阶段的总体情况，侯爷爷却非要按自己的思路，用不紧不慢、富有节奏的语调，从上周一说到本周三，每天的情况都精确到几点几分，用药的变化精确到 0.5 毫克，不肯漏掉任何细节。医生只好耐着性子听他描述，脑子里却像被灌了一团糨糊。

　　医生询问小娜近日睡眠情况，目的主要是想知道小娜有无失眠或嗜睡，以便决定抗抑郁药是选择带有镇静作用的，还是选择带有兴奋作用的。小娜却回答说："上个月有几天，我整夜睡不着，原因可能与我遭到网暴有关，前男友在网上诋毁我，他之所以这么做，是因为接受不了被我提分手，他是个妈宝男，从小……"就这样信马由缰，把话题越扯越远，干扰了医生的思路，导致医生不能把更多的时间用来分析思考，制定的治疗方案就有可能不够周全。

　　上述案例再现了某些低效就诊的情境，究其原因，是患者就诊前准备不足。那么，抑郁患者就诊前需要做哪些准备呢？

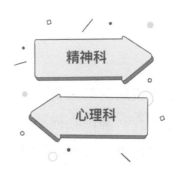

（一）了解心理科和精神科的区别，根据自己的情况决定先到哪里就医

1. 心理科

求助者在心理科被称为来访者，咨询师对问题的归因强调心理因素和社会环境因素，着重帮助来访者疏泄情绪、建立自尊、获得领悟、促进改变及实现成长。采用的是心理学方法，要达到治疗目标，往往需要漫长的、连续多次的干预。

心理治疗适合下列抑郁患者：①心理痛苦、有求助意愿者；②抑郁与负性生活事件或成长环境直接相关者；③有人际矛盾及苦恼，或有某种长久心结者；④以行为矫正为治疗目标者如伴有网瘾、强迫症状等。

心理治疗对那些万念俱灰、无求治意愿或沉默不语的重度抑郁患者疗效有限，伴有幻觉妄想等症状的抑郁患者不适合心理治疗。

2. 精神科

精神科医生对疾病的归因更重视生物学因素，以药物为主要治疗手段，辅以物理治疗。医生通过问诊和量表等方法，对患者进行评估、诊断，再制定治疗

方案，治疗方案里的重点内容有：是否需要用药、用什么药等。

抑郁患者用药的指征有：①抑郁达到中重度，已影响到生活、学习、工作和人际交往者；②存在躯体症状或生理症状者；③存在幻觉妄想等精神病性症状者；④伴有焦虑、强迫或暴食等症状者；⑤轻度抑郁主动要求用药者。

有上述任一用药指征的患者可以先到精神科就诊。

（二）如果要看精神科，为了提高就诊的效率，最好先了解医生重视哪些信息，以便充分利用有限的就诊时间，为医生制定或调整治疗方案提供有价值的线索

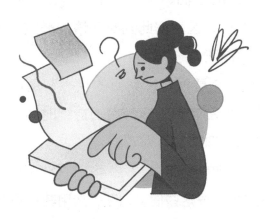

1. 初次就诊，向医生叙述病情，可以按以下顺序提前准备

（1）医生写病历从主诉开头，主诉是用一句话概述总体情况，比如："间断失眠 9 个月"或"持续情绪低落 4 周"。所以，你首先要告诉医生的是：你最想解决的问题或最主要的问题是什么？这个问题最早是从何时开始的？是持续的，还是间断的？

（2）出现问题以来，你的状态如何？包括心情、思想、兴趣、主动性、精力、脑力、体力、身体症状、轻生念头等。哪项有问题，应详细描述。因为这些内容是医生作出诊断的主要依据。

（3）你近期的饮食、睡眠如何？—— 这是医生选药时需要考虑的因素。

（4）你的生活、学习、工作、作息和人际交往是否正常？—— 医生据此判断病情的严重度，并作为是否用药的指征。

（5）之前是否有过类似的状态？是否有过截然相反的状态？发生频率和每次的持续时间？—— 医生据此判别你的抑郁是否为双相。

（6）以前的诊治经过？是否用过药？用药的反应？停药多久了？—— 这些信息为医生选用药物提供参考。

（7）如果你觉得有人骂你、议论你、监视你或要害你，要跟医生讲清楚，这对医生判断病情很重要。

（8）需要告诉医生是否患有其他疾病？用着什么药？是否有酒瘾或其他物质依赖？这些信息关系到诊断的排除标准和用药的注意事项。

（9）以下信息不必赘述：个人经历、成长环境、日常生活细节、发病诱因的来龙去脉，以及你的自我剖析。这些信息是心理咨询师所关心的内容，而对精神科医生诊断和用药意义不大，简述即可，如果你觉得这些情况有必要详述，找心理医生比较合适，精神科医生更关心的，是你的精神状态而非前因后果。

2. 如果是复诊，叙述病情可以按以下内容准备

（1）服药是否遵守医嘱，有无不良反应？是否曾自行改变用法、用量，或自行断药？用药后的不良反应能否耐受？不良反应是否在逐渐减轻或已消失？

（2）服药至今有多长时间了？原有症状是否减轻、消除或加重？病情好转后是否一直稳定、稳定多久了？

（3）目前的饮食睡眠情况如何？情绪如何、有无波动或过度兴奋？能否正常生活、学习或工作？

3. 每次就诊前做好下列准备

（1）带上以往就诊的病历，包括精神科和其他科室的病历。

（2）近期如果做过检查，请带上报告单，包括心理量表、血生化、心电图、脑 CT、甲状腺功能、血药浓度等。

（3）如果有记录患者精神状态的日记或其他文字资料，整理后带上。

（4）将你想要咨询的问题，列一个清单，在就诊结束前逐一请医生解答，重点有：药物的用法、用量，会有什么不良反应，不良反应出现后该怎么办。请医生提供就诊记录，并把用药方法写清楚。

五、抑郁轻生有征兆，未雨绸缪要警惕

抑郁患者在孤独无助、失去自尊、痛苦绝望、万念俱灰的心境下，容易产生轻生念头，自杀问题无疑是抑郁症患者最严重的问题，无论患者是否流露过轻生念头，家属都应该对此保持必要的警惕。

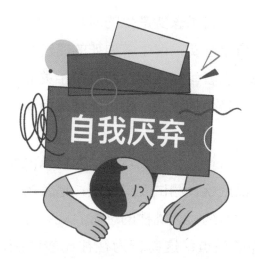

　　不同患者自杀风险的强度是不同的，同一个患者在不同的阶段也可能有不同的风险度。

　　自杀的风险从轻到重，有如下表现：

　　仅有轻生念头：此时尚无自杀的计划，但经常觉得活着没意思、活着很累很麻烦，不如一了百了。轻生的念头可能只是偶尔出现、一闪而过，也可能经常在脑中盘旋。比如想象自己战死疆场、见义勇为献出生命、到无人的地方去自生自灭，或是期待灾难，盼着地震、盼着空难，让大家共同灭亡等。

　　关注自杀方式：尚无实施自杀的打算，但会阅读关于生死的文章，浏览讨论自杀的网页，查询哪种死法比较体面、比较不痛苦。这一阶段，患者可能想死又怕死，在求生与求死之间徘徊，会顾忌自杀对亲人的影响，会在自杀念头产生的时候自我劝阻，设法让自己打消自杀念头，但生不如死的痛苦会使自杀念头反复出现。患者可能在朋友圈发布相关的言论、对亲人朋友流露轻生的念头，也可能藏得很深，不向任何人透露。

产生自杀计划：开始着手，为自杀做准备，有的患者会尝试割腕、测试疼痛程度；想服药自杀的患者会开始偷偷攒药；想跳楼的患者会观察寻找适合的位置，到现场踩点；这些行为往往比较隐蔽，患者会有"扛不下去、活不下去"的感觉，但求生的本能尚未完全泯灭，除了实施自杀的准备，患者还会考虑后事的安排：比如写遗书，向亲近的人告别、表达眷恋、赠送自己珍爱的物品等；有的患者会在自杀前了却某桩长久的心愿，比如：到向往已久的地方旅行等。

实施自杀行动：抑郁患者的自杀到了行动的阶段，意味着求死的欲望已经十分强烈，患者往往觉得自己活在世界上毫无价值，像一堆垃圾，成为亲人和爱人最大的拖累，自己只有死了，才能让亲人和爱人得到解脱，这是自己唯一的出路，也是弃暗投明的最好归宿，值得向往。

自杀的实施，多数经过周密的计划，但也有少数患者的自杀起于突如其来的冲动，特别是伴有严重焦

虑的患者，在夜深无眠之际，无法忍受强烈的痛苦和
煎熬，跳楼可能就在一念之中。产后抑郁的病人在自
杀前可能先杀死自己的婴儿，也有病人在自杀之前先
把年迈失能的父母杀死，因为她不忍心把他们留在这
个灰暗的世界上遭受苦难，这是扩大性自杀，会导致
更大的危害。

家人如何防止患者自杀

当发现患者有自杀的倾向，对患者的监护就成了
重中之重的任务。这一任务最可靠的承担者，当然是
患者亲属。如果亲属不能在患者身边监护，应该及时
送患者去专科医院住院治疗，等病情好转、自杀念头
消除后再出院，医院对住院患者会采取防止自杀的有
效措施。

为了防止抑郁患者自杀，陪护者需要做的是：了
解患者的感受，表达关爱，传递希望；观察有无寻死
的迹象，做到心中有数；寻求资源，采取防范措施；
做好应急准备。

1.了解患者的感受，表达关爱，传递希望

跟患者交谈，认真倾听。鼓励他倾诉、谈论自
己的压力、表达内心的感受、梳理各种想法，要耐

心听他诉苦、鼓励其宣泄心中的痛苦。他所抱怨的东西，在你眼里也许微不足道，但对他来说可能是非常严重的问题，要予以重视；对那些消极、丧气的话，就算不认同，也不要评价和反驳，要记住：这些负性思维是疾病的症状，源于大脑神经递质的失衡，光靠你的嘴皮子是纠正不了的，如果执意要去纠正，只会因话不投机而使交流受阻、让患者感到不被理解而更觉孤立无援。正确的做法是：关注这些话所传递的情绪体验，可以说："我能体会到你有多么难受""你心里的痛苦，我能理解。那怎样能使你好受些呢？""我们始终会跟你一起，共同来面对这些问题""你过去也有过这种情绪低谷，后来不是好了吗？相信这次，你一样能走出困境""有很多人得过抑郁症，比你更严重，他们都治好了，你也会好的"。此外，要让患者相信：他所面对的问题已处于控制之中，让他知道：你为了防止他自杀，正在着手相应的安排。

对患者有无轻生念头可以直接询问并了解："这种念头在什么情况下容易出现？出现的频率？是否强烈？能否自我劝阻？最近的一次在什么时候？"有的亲属不敢直接跟患者谈论自杀的问题，其实抑郁患者的自杀念头是疾病带来的，并不会因为谈论自杀而被勾起或受到强化，回避这个话题只能使患者的自杀动机得不到充分暴露。如果觉得不便直接询问，或觉得直接询问可能听不到真话，可以采取旁敲侧击的办法，比如把话题引向他人自杀的事件，观察和了解患者的态度和反应，据此间接判断患者有无轻生念头。

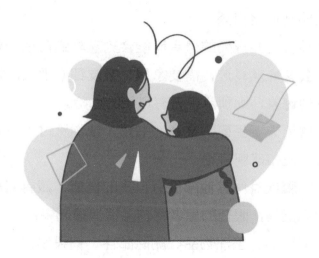

2. 观察有无寻死的迹象，做到心中有数

美国电影《金钱永不眠》中有个细节：华尔街一位年迈的资本大亨，在残酷的金融搏杀中被逼上绝境。他在与太太吃完清淡的早餐之后，衣冠楚楚地出了门。他步子迈得很大，表情平静，在街边的食品店习惯性地买了张报纸，又额外买了包炸薯片。

他边吃着炸薯片，边走进地铁站，当倚着柱子吃完了整包薯片，他拍了拍衣服上的碎屑，用力地扒开人群，来到了站台边缘。在地铁飞速驶来的瞬间，他毫不犹豫地从站台上一头栽下……他的自杀非常突然，似乎毫无征兆，但如果你对抑郁患者的轻生倾向有足够的警惕，一定能从他吃薯片的反常举动中预感到他将自杀。

某些一心寻死的患者可能会刻意隐瞒自杀计划，但总会有蛛丝马迹，需要家属、亲友细心观察。如果有下列迹象，则预示患者有自杀的危险。

阅读关于生死的文章、书籍，或浏览讨论自杀的网页，发布悲观言论；

手腕或身体其他部位有自残的伤痕，藏有刀片、绳索等工具，服药的患者将药品悄悄攒起来；

写遗书、整理物品、删除邮件、销毁秘密、花光钱财，向亲友暗示告别、将心爱的物品送人；

长时间压抑的患者突然变得如释重负、随心所欲，着手去了却长久的心愿，而对临近的现实任务不管不顾；

突然解除长期的克制，如一贯注意饮食清淡的人突然纵情吃喝，大吃平时不敢碰的甜食、炸薯片和肥腻食品，一贯节俭的人突然恣意享乐挥霍。

抑郁症患者有上述表现是可能实施自杀行为的征兆，要高度警惕，陪护者可以根据这些表现来判断患者轻生的危险程度。

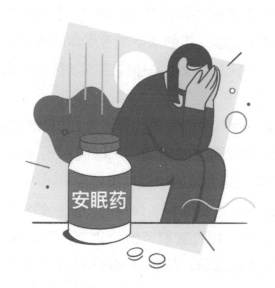

3. 寻求资源，采取防范措施

陪护者发现患者有自杀倾向时，应该密切观察患者的病情变化和行为举止，要加强看护，要帮患者保管他 / 她正在服用的药品，每天按时按量给患者发药，并确保他 / 他服下，防止患者把药攒起来，一次性大量吞服。此外，要见招拆招采取防护措施，如果发现患者藏有刀片、绳索和可能用于自杀的农药等毒物，要及时处理。除此之外，还要积极寻求一切有用的资源来阻止患者自杀。这些资源包括他所爱的、所信任的、所敬仰的人，以及能帮他解决现实困难的人或组织，还有他所挂念的人、他的宠物等，这些外在的资源可以为患者提供支持、灌输希望、减轻他的无助感，帮他重新思考生命的意义和价值，找回继续活下去的理由，也许还可以帮他唤起对生命的眷恋。

发掘患者自身的资源比寻求外在资源更为重要。当患者谈及所面临的困境，可以问："你是怎么熬过来的？"把注意力从困境引向患者应对困境时的作为，以此提醒患者，使他看到自身的力量；如果患者尚有求助的表现，对此要积极给予肯定，可以说："你遭受了那么多的痛苦，依然没有放弃与死神的抗争，你真坚强！是怎么做到的？"以此启发患者提取内在的力量，去承担解决问题的责任，从而真正地获得鼓励。

4. 做好应急准备

陪护者平时要未雨绸缪，做好应急的准备，包括：学习徒手心肺复苏术，可用于抢救自缢或摸电门的患者；学习灌水催吐的方法，可用于患者服毒的情形；常备止血包扎的绷带，可用于简单处理患者割腕的情形；常备灌满的氧气袋，可用于抢救开煤气寻死的情形；收藏急救电话和危机干预热线电话，可在抑郁患者正实施自杀的危险关头，寻求专业的帮助。另外，以下电话应该能应急帮助大家。

全国 24 小时危机干预热线是 800-810-1117；北京 24 小时危机干预热线是 010-82951332。

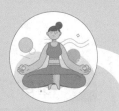

第三章

应对抑郁症

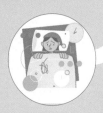

一、抑郁厌学愁家长，一味鞭策不可取

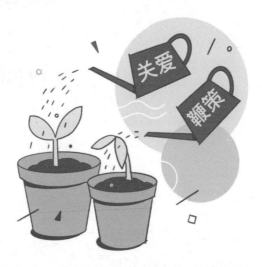

　　小强和小明都是抑郁症患者，都有厌学、拖延、网瘾和作息混乱的问题，两位同学的家长都在陪读，但对孩子的态度却截然不同。

　　小强妈妈终日心急如焚，担心孩子毕不了业、将来没有前途，因此她每天苦口婆心，给孩子加油打气，同时想方设法阻止孩子上网、督促孩子学习、催促孩子睡觉和起床。母亲的焦虑给小强带来巨大的压力，使小强格外烦躁，原本恭顺的孩子变得逆反，经常对母亲发火。一次，小强妈妈试图没收小强的笔记本电脑，以阻断他的网瘾，母子间发生激烈的冲突，小强搬离了母亲的出租屋，住回到宿舍，使专门来陪读监护的母亲变得鞭长莫及、束手无措。

　　小明的妈妈心里也很着急，但她却从来不在孩子面前流露。孩子的消沉懒散和不思进取，在她眼里是"症状"而不是"罪状"，现在的小明只不过是病魔缠身，她永远相信过去那个积极进取的小明才是真正的小明，终有一天他会回来。跟小强妈妈不同的是，小明妈妈的关注点不在孩子外显的行为，而在孩子内心的感受。为了减轻孩子的自责和焦虑，她对孩子说："如果学不进去，干脆不学，不要强逼自己，免得徒增挫败感；你现在无力奋发，只因为能量耗竭，不妨安心休养，休养有助于重新积蓄能量，这也是一种治疗；网络游戏如果能帮你填补空虚、忘却现实的痛苦，那也算是有好处的，只要不累着你的眼睛和颈椎就好。就算毕不了业，也没有关系，将来随便找什么工作都可以，哪怕送外卖、开出租，我和你爸都能接受，你只要活着，天就塌不下来。"

两位妈妈在校医院替孩子候诊的时候相识，成为惺惺相惜的朋友，她们面临着同样的问题，常常互相交流。小明妈妈认为：对一个徘徊在生死边缘的抑郁症患者来说，鞭策和激励只能起反作用，只能使患者更加沮丧，因为他此时根本无力振作起来，只有理解和接纳才能使患者好受些。无论孩子多么颓废，都不要去批评责备，家长能做的，唯有陪伴、倾听、关爱和夸奖。

小强妈妈说："他都烂成一摊泥了，每天除了上网就是睡觉，我还能怎样去夸奖他？"

小明妈妈说："你儿子虽然很懒、很拖沓、经常熬夜打游戏，但他的学业毕竟在一步一步接近毕业的目标。他还有半年就毕业了，前面的 2 年是带病熬过来的，多不容易呀！这不值得夸奖吗？"

要想找到夸奖的点，其实不难，可以说："你今天有进步，比昨天睡得早""你这个星期上网的时间比上个星期少""你今天肯接我电话，我很开心""你今天没有发脾气，真不错""你今天发了脾气，把心里的负能量释放出来，这是好事""你带病坚持学习到现在，真了不起"……

小强妈妈觉得有道理，尝试夸奖儿子，发现的确有效果，比批评责备更能促进孩子的改善，至少不会造成孩子的逆反。

二、抑郁应对有招数，具体问题详分析

（一）网瘾和作息混乱，家人如何应对？

抑郁症患者常见的行为问题有网瘾和作息混乱，特别是休学在家的孩子，往往因不分昼夜上网打游戏，让家长感到十分棘手。如果强行阻断孩子上网，不仅毫无效果，还会招致逆反、引发家庭矛盾，从而加重孩子的抑郁；如果采取睁只眼闭只眼的态度，家长心里会倍感焦虑，没有哪个家长能够真正做到对孩子的自损行为放任自流。

针对患抑郁症孩子的网瘾和作息混乱，要解决的问题包括两个方面：一是家长如何克服焦虑，二是孩子的网瘾如何戒除、作息如何调整。

孩子出了问题，家长的焦虑在所难免。调查那些因孩子患抑郁症而陪读的家长，会发现他 / 她们无一例外地呈现心急如焚、愁苦不堪的状态，他们总是绷紧神经，对孩子的一举一动过度关注，把问题灾难化。孩子那些病损的行为表现，就像扎在他们心上的一根刺，让他们焦虑不安。他们施加在孩子身上的批评、唠叨甚至强行干预往往随之而来，这会使原本烦躁的孩子更加烦躁、原本自卑的孩子更加自卑，而对问题的解决毫无益处。

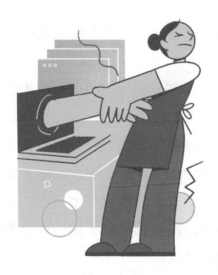

所以，家长首先要克服自身的焦虑，只有以平和的心态，才能做到给予孩子无条件的接纳和包容，这是家属对抑郁患者最基本的支持；只有在接纳和包容的基础上，才能得到孩子的配合，让他自觉自愿去尝

试戒除网瘾，帮他一步步纠正自损行为。

1. 家属如何克服自身的焦虑呢?

首先，要学习抑郁症相关知识。

人的焦虑往往源于对未知事物的不确定感，消除不确定感的最好办法，就是学习。当你了解到抑郁症其实很常见，人群中大约每 20 个人当中就有 1 个抑郁症患者，通过药物治疗和心理治疗等手段，可以有效缓解症状，那么你是否可以获得信心呢?当你了解到消沉颓废是抑郁症的症状，是患者无法用意志去控制的，你还会苛求他、把他的网瘾视为眼中钉、肉中刺吗?当你了解到网瘾是抑郁的后果，可以通过治疗抑郁来纠正和消除网瘾，你的焦虑是否会由此减轻呢?当你了解到抑郁最严重的问题是生无可恋，孩子还没有严重到连上网的兴趣都已经丧失的地步，你是否能够因此获得些许安慰呢?

其次，要了解抑郁患者网瘾的成因。

在网络功能日益发达的今天，人们的生活学习和人际交流越来越离不开手机，不少人陷入对手机和网络的依赖，沉迷于虚拟世界的"低头族"随处可见。

患有抑郁症的青少年更是网络依赖的高发人群，原因在于抑郁症患者由于意志丧失和能力受损，无法正常工作学习，有的患者不得不休学或停止工作、从而与社会脱离，浑浑噩噩地打发时光，否则所有醒着的时刻都要用来体验心灵的痛苦。那么，上网打游戏自然就容易成为逃避现实压力、忘却心灵痛苦的麻醉剂：现实中的无能感和孤独感，有可能在游戏"组队"和"称霸"中得到舒缓，这正是上网打游戏容易成瘾的原因。

如果家长意识到上网打游戏对患抑郁症的孩子来说，其实也有一定的好处，它陪伴孩子度过了最难熬的时光，那么，"必须立即戒瘾"的执念也许会暂时放下，焦虑也就会随之减轻。

第三，尝试缓解焦虑的方法。

（1）倾诉

倾诉是宣泄负性情绪、释放精神压力的有效方式。倾诉的对象可以是身边的亲友和同事，只要对方愿意耐心听你吐槽，都能帮你缓解焦虑；也可以寻找同病相怜的家长，建立微信群，有了这样的团体，你就像找到了组织，不再是孤身一人应对困难，在这样的群里去倾诉、倒苦水，总能获得共鸣。大家可以相互鼓励，交流各自的经验教训，抱团取暖，对缓解焦虑会非常有效。

也可以寻求心理咨询师的专业帮助，咨询师比普通人更懂得如何倾听，他们会运用专业技巧帮你纾解焦虑、树立信心。但心理治疗的方法分不同的流派，有的咨询师擅长行为疗法，可以给出指导，教你如何帮孩子戒瘾；有的咨询师擅用心理分析疗法，他们一般不给指导，而是着力于促进来访者对自身问题的领悟，会对孩子的问题追根求源，有可能把问题完全归咎于早期家庭教育或亲子关系的失败，这可能会导致家长的沮丧和自责，无益于缓解家长的焦虑。所以，如果你想向心理咨询师求助，最好事先了解一下对方的专业特长，选择对路的咨询师来帮自己缓解焦虑。

此外，写日记也是一种倾诉的方法，虽然倾诉的方式不同于对外倾诉，它同样可以起到梳理思绪、倾倒精神垃圾的作用，研究表明，坚持将不愉快的经历和体验用文字记录下来，把烦恼卸载到纸上，对提高人的身心健康水平是有益的。

（2）放松训练

放松训练是 1929 年美国医生 Jacobson 设计的一种通过练习身体放松，来带动精神放松的情绪调节方法，对即时平息愤怒、缓解紧张焦虑具有肯定的效果，至今被心理治疗师广泛应用。

焦虑是一种紧张的感觉，既有心理的紧张感，又有躯体的紧张感，如心惊肉跳、不寒而栗、毛骨悚然，这些成语，都生动描述了人在精神紧张时身体也有所反应的现象。大家都知道，深呼吸可以使精神放松，这是因为在深吸气的过程中，呼吸肌收缩，身体会有紧张的感觉，然后深呼气，这时呼吸肌松弛，身体感到放松，它可以通过神经反射带动精神的放松，而放松前的紧张作为对比，可以使人更好地体验放松的感觉。

精神的放松往往难以自控，而肌肉的紧张和放松却是人们可以自如控制的，放松训练正是利用这一原理，教人们练习肌肉的放松，缓解身体紧张，以此带动精神放松，达到调节情绪的目的。中国的太极拳和印度的瑜伽具有同样的原理和功效。

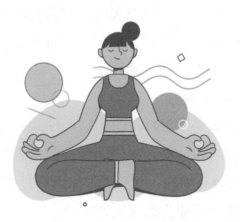

焦虑的家长可以采用这些简便易行的方法来缓解焦虑，放松训练的主要内容是渐进式肌肉放松，按从

头到脚的顺序，将局部的肌肉绷紧、放松、再绷紧、再放松，从中反复体验放松的感觉，直到获得精神上的放松。

有人将渐进式肌肉放松训练的步骤写成指导语，以温柔而坚定的声音缓缓轻读并录制成音频，配以恬静舒缓的背景音乐，可供人在线收听。焦虑的家长可以跟随指导语，自己在家练习，每天一至两次。掌握要领后可渐渐脱离指导语，独立练习，每次 10 ～ 15 分钟。

指导语如下

亲爱的朋友，如果你愿意，我想邀请你跟我一起做渐进性肌肉放松训练，这是一种逐渐的、有序的、使肌肉先紧张后放松的方法，适合身心压力较大的人群练习。掌握这项技术后，当你感到紧张时，就可以自我引导让自己尽快放松下来。

下面我将带着你让你全身肌肉逐渐紧张和放松。从手部开始，依次是上肢、头颈部、肩部、背部、腹部、和下肢，依次对各组肌群进行先紧后松的练习，最后达到全身放松的目的。

你准备好了吗？让我们开始吧。首先，请找一个地方坐下来，或躺下来，做一些必要的调整，让自己处于一种最舒服的姿势。轻轻地闭上你的双眼。

第一步：调整呼吸

跟随我的声音，先做两个深呼吸。

深吸一口气（停3秒），屏住呼吸（停3秒），好，请慢慢地把气呼出来。（停3秒）

对，就是这样，我们再做一次。深吸一口气（停3秒），屏住呼吸（停3秒），慢慢地把气呼出来。（停3秒）

第二步：上肢

现在，请你攥紧你的双拳，把全身的力气都集中到你的拳头上，用力握紧，用力。（停7秒）

好，请放松。体验放松后的感觉。你可能感到沉重、轻松、温暖，这些都是放松的感觉，请你体验这种感觉。（停10秒）

我们再来一次，握紧双拳，用力握紧（停7秒）。松开双手，体验放松的感觉。（停10秒）。

现在，请弯曲你的双臂，绷紧双臂的肌肉，体会肌肉紧张的感觉。保持一会儿。（停7秒）

好，请放松，垂下你的双臂，尽力放松双手，体验放松后的感觉。（停10秒）

第三步：肩部

现在，请上提你的双肩，让自己的肩膀向上向前，

尽可能使双肩接近你的耳朵，用力上提，持续绷紧，保持一会儿。（停 7 秒）

好，放松，彻底放松。（停 10 秒）

第四步：头颈部

现在，请皱紧你的眉头、紧闭双眼、咬紧你的牙关。将头慢慢往后仰，尽力向后压，然后请绷紧脖子的肌肉，持续绷紧，用力，保持一会儿。（停 7 秒）

好，放松，松开你的眉头、轻闭眼睛、放松下巴、身体彻底放松。（停 10 秒）

第五步：背部

现在，请弯曲你的前臂，手肘向外向后扩展你的双肩，用力往后扩展，用力，再用力。保持一会儿。（停 7 秒）

好，放松，彻底放松。你是否感觉到轻松和温暖，体会并记住这种感觉。（停 10 秒）

第六步：腹部

现在，请你稍稍弯腰，绷紧腹肌，用力绷紧，很好，坚持一会儿。（停 7 秒）

好，放松，彻底放松。（停 10 秒）

第七步：下肢

现在，开始练习如何放松下肢。

请绷紧你臀部的肌肉和大腿的肌肉，并将脚尖用

劲向上翘，脚跟向下紧压，脚趾向下弯曲，一起用力，发力绷紧，很好，保持一会儿。（停 7 秒）

好的，放松，彻底放松。（停 10 秒）

（结束语）

这就是整个渐进性肌肉放松训练过程。现在，请感受你身上的肌群，从上向下，全身每一组肌肉都处于放松状态。（停 10 秒）

请进一步体验放松后的感觉，此时你有一种温暖、愉快、舒适的感觉，将这种感觉尽量保持 1~2 分钟。（停 1 分钟）

2. 家长如何帮助孩子戒除网瘾

上网打游戏虽然能帮孩子忘却痛苦，但短暂的麻醉过后，往往会有更深的自责自卑、更强烈的挫败感和痛苦感，会形成痛苦—逃避—颓废—更加痛苦的恶性循环。因此，对于孩子的网瘾，家长在接纳、包容的同时，不能等闲视之，包容不等于纵容。要寻找适宜的时机、激起孩子本人戒瘾的意愿，并积极协助孩子实施脱瘾计划。

由于孩子的网瘾与抑郁有关，要想戒除网瘾，首先要保证患者按医嘱规律服药治疗。当药物起效之后，随着情绪改善、自尊提高，患者重新找回奋斗的目标，网瘾有可能自然消除，本书第一个案例就是典型的例子。有些网瘾行为也可能是强迫性障碍的表现，抗抑郁药对强迫症状本身就有直接疗效。

但部分抑郁症患者，即使在药物作用下病情得以缓解，仍然残留网瘾等问题，对这样的患者，可以采用行为矫正技术来戒除网瘾。当戒瘾获得成效，哪怕只是小小的进步，都有望对情绪的进一步改善起到正反馈的作用，从而形成良性循环。

第一步，寻找时机，激发孩子戒瘾意愿。

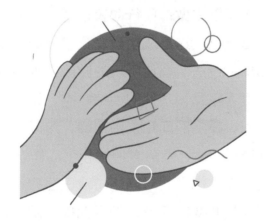

沉迷于网瘾的孩子，如果自己不愿意从虚拟世界回归现实，家长一厢情愿地想帮他戒瘾，无异于"摁着母鸡强迫孵蛋"，是不可能成功的。要想让孩子脱瘾，首先要激发孩子自觉戒瘾的意愿，并且要等待合宜的时机，家长需要保持足够的耐心，要相信：当孩子自

杀念头不严重的时候，他内心向上、向好的意念虽然
微弱，但一定是存在的；当孩子完全处于"破罐子
破摔"的状态，那家长就应该先把注意力聚焦于是否
有自杀风险，网瘾的问题先放下再说。

　　如果孩子的游戏战况正酣、或正在冲刺终极，这
都不是与他探讨戒除网瘾的时机，你需要等到他的游
戏告一段落，最好在他对游戏已有疲倦感的时候，再
去尝试劝诫；如果孩子正处在极为消沉、拒绝交流的
状态，也要等待他状态好转。等待的过程中并不闲着，
有很多工作可以去做：用行动表达对他的关爱、维持
和谐的家庭气氛，这是成功激发孩子戒瘾意愿的必要
条件；此外，设法了解他所玩的游戏，观察他处于什
么阶段，每天默默记录他的情绪状态、饮食起居，包
括起床时间、睡觉时间和上网时间，用以今后清晰揭
示他的网瘾严重度，及其对情绪和生活作息的影响。

　　当孩子愿意沟通、对网络游戏已显疲态的时候，
择机询问他打游戏的感受，如果他提到游戏过后的自
责、懊悔，或久坐后的劳累不适，可因势利导，趁机
谈论网瘾对人心理功能和生理功能的伤害，并向他展
示这一阶段的上网和起居记录，让他正视自己的问题，
家长此时要注意消除孩子的自责，可以表达对孩子无
条件接纳的态度，同时用其他人戒瘾成功并受益的例

子来灌输希望，当孩子意识到问题严重，纠正不良习惯的意愿就有望被激发。

第二步，与孩子共同制订戒瘾计划。

当孩子有了戒瘾的动机，要及时给予鼓励，承诺达到目标后的奖励，要趁热打铁，立即着手商讨戒瘾计划，并列表成文，以此强化动机、避免动机消退、避免口说无凭。戒瘾的方法可采用"一步到位法"或"循序渐进法"。

一步到位法

小强因抑郁休学在家，每天一睁眼就开始上网打游戏，饭都顾不上好好吃，打游戏困极了才睡觉，醒来接着再打，饮食睡眠极不规律。好在小强吃药还比较听话，虽然不准时，该服的药每天都不落，相比情绪最差时老想死、卧床不起，现在的状况已经好多了。休学前，妈妈为了阻止小强上网，曾没收他的电脑，发现行不通，就改变策略，说："我知道打游戏能帮你缓解压力，不拦你了，你每天按时服药就好。"妈妈知道，等他打游戏打累了，总有腻的时候，不如干脆让他打个够，任他废寝忘食、任他天昏地暗。

果然，终于有一天，妈妈发现小强没有像往常一样，一起床就直奔电脑，还破天荒地出来和家人一起吃晚饭，妈妈赶紧多炒了一个小强爱吃的菜，说："你今天能陪我们吃晚饭，算是开了个好头，我真是太高兴了""你这段时间身体感觉怎么样？打游戏累不累？"小强说脖子有些酸，妈妈马上说："我先帮你揉揉，明天上午咱们再去做理疗吧。那你最晚得9点起床哦，今晚就别熬夜了，一会儿吃完饭出去理个发，明天出门看着精神些，理完发把助眠的药吃了，好早点睡。"小强没有反对，于是在当晚没有打游戏。第二天做理疗的时候，小强对妈妈说："妈，对不起。其实我打游戏早就腻了，但是一坐到电脑前，就习惯性地进场，一进场就停不下来，像机器人一样，大概这就是条件反射吧？如果不打游戏，我不知道该做些什么，心里会发慌。"

母子俩一商量，当即决定报团出去旅游，好让小强暂时脱离目前的生活环境，打破每日宅在家中上网的惯性，用旅游中丰富多彩的生活内容填补脱离网络的空虚。由于旅游团的行程受纪律约束，不能随心所欲地睡懒觉，小强不得不保持与团友同步的作息，做起来并没有事先想象的那么困难，社会交往也在旅游团中有所恢复，这使小强通过"行为激活"重新获得了小小的掌控感。十天的旅游结束之后，母子俩又去农村的舅舅家住了2周，每日看看书、逗逗猫、到菜园浇浇水、帮舅妈扫扫院子，网瘾不知不觉就消退了，此间，妈妈每天记录小强的变化：饮食、睡眠、面色、表情、交流、活动，把点点滴滴的进步反馈给小强，以此来强化小强保持戒瘾成果的决心和信心。回家之前，小强主动列出了复学前的学习计划、运动计划和每天的作息时间表，并让爸爸提前把游戏软件从电脑上卸载，以便约束自己回家后的上网行为。

在行为疗法的原理中，关于"经典条件作用"，有"自动恢复"的现象，小强的妈妈虽然不懂这些，但本能地知道，回家后最初的几天是关键时期，这几天一定不能让小强碰游戏，所以鼓励他多睡觉多休息，烧脑的事情可以暂时不做，起床后则安排各种日常活动，把时间占满：陪妈妈买菜、包饺子、跟爸爸一起打球、整理书架、逛超市、晚饭后出去散步、听妈妈议论那些形形色色的路人、散完步回家追电视剧……发现那些好看的、有吸引力的热播剧对戒网瘾大有帮助。那几天，小强见到电脑，心里开始还是有一点蠢蠢欲动的小欲望，不像过去那么强烈，稍稍克制一下，注意力很快就转移了，再过几天，见到电脑没什么感觉了，打游戏的欲望竟消失得无影无踪。

小强的妈妈用这种快刀斩乱麻的方式帮儿子成功戒除了网瘾，兴奋之余，在群里分享经验，声称："戒除网瘾其实一点都不难！"

循序渐进法

小明没有休学，但作息同样混乱，他每天熬夜打游戏，到天亮才睡觉，下午三四点才起床，根本不能正常上课，而且他不出门，不开手机，几乎与世隔绝，看病取药都是妈妈代劳。当小明终于主动表示想戒除网瘾，妈妈立即拿出早已拟好的戒瘾计划，征求他的意见，并建议他从宿舍搬出来，跟妈妈一起住。

这个计划表其实就是未来一周的作息时间表，也是一个日常活动记录表。它规定每日起床的时间，要逐日提早 1 小时，这样争取从周初时的下午起床，逐渐调整到周末时的上午 9 点起床；每天上床睡觉的最迟时间也相应地提早，逐日提早 1 小时，这样争取从周初时凌晨 6 点上床睡觉，逐渐调整到周末时夜晚 12 点睡觉；每天的晚餐时间固定在下午 6 点，小明必须停止游戏或其他活动，跟妈妈一起去食堂吃饭；从第四天开始，在午餐时间之前起床，必须跟妈妈一起去食堂吃午饭，且必须在午餐之后才能开始打游戏；由于游戏开始后不容易停下来，所以对每天游戏结束的时间暂时不做规定，但要把实际情况记录下来。

第一周暂用每天的两次去食堂就餐，来打断和缩减小明的上网行为，如果实施顺利，下周的作息表再酌情增加其他活动，从简单易行的活动开始，逐步增加有难度的任务，如早餐、追剧、运动、跟妈妈一起到精神科复诊、社交、上课等，或小明愿意去做的其他事情；如果实施不顺利，可以根据情况调整进度、解决遇到的困难。

妈妈的计划表是这样列的：

表 3-1　小明第一周作息 / 戒瘾计划

	第一天	第二天	第三天	第四天	第五天	第六天	第七天
起床	15：00	14：00	13：00	12：00	11：00	10：00	9：00
早餐							
午餐				12：15	12：15	12：15	12：15
晚餐	18：00	18：00	18：00	18：00	18：00	18：00	18：00
开始游戏				13：30之后	13：30之后	13：30之后	13：30之后
实际开始							
结束时间							
上床睡觉	6：00之前	5：00之前	4：00之前	3：00之前	2：00之前	1：00之前	0：00之前
实际睡觉							
当日游戏累计时间							
当日其他活动记录							

续表

	第一天	第二天	第三天	第四天	第五天	第六天	第七天
周末总结	本周累计游戏时间＿＿＿＿＿＿； 本周日均游戏时间＿＿＿＿＿＿； 较上周日均游戏时间减少 / 增加＿＿＿＿＿＿。						

　　这个计划表看上去不难执行，小明同意由妈妈督促自己。妈妈说，既然你自愿戒瘾，那我们还要为你的上网增设一些不便或不适，有这么一些办法，你可以任选一种或几种：A. 你在自己房间打游戏的时候，让我坐在你的背后看着你；B. 把电脑搬到我的房间，你到我房间来打游戏；C. 把你的椅子换成矮一点的凳子。

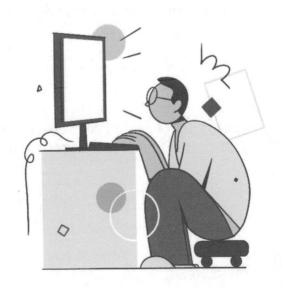

　　小明选择了 C，结果，每次打游戏得仰着头、抬着胳膊，一开始，觉得这种姿势不错，对颈椎有好处，可是连续 1 ～ 2 个小时之后，就感到胳膊很累，越来越不舒服，继续打游戏简直像受刑一样。妈妈说："嘿嘿，这正是我想要的效果。"

　　小明的妈妈把椅子换成不舒服的矮凳子，其实是不自觉地运用了"厌恶疗法"，这是心理治疗领域中意欲消除某种行为时常用的方法，属于"行为疗法"，它的原理是设法使一个要消除的行为（如网瘾）与一种厌恶反应（如受刑）建立联系，从而达到治疗目的。这种方法在小明的戒瘾治疗中发挥了很好的作用，最终，小明戒瘾成功，作息恢复正常。母亲要给他奖励，他说："您的笑容就是奖励，没有什么奖励比这更有分量的了。"

（二）失眠如何应对？

　　很多抑郁症患者存在失眠的问题，在他们所遭受的精神痛苦中，失眠的折磨可能占有相当大的比重。侯爷爷甚至说，只要睡眠得以改善，自己的抑郁症就好了一大半。

　　在精神科门诊，医生常常用药物来解决抑郁患者的失眠问题，但药物助眠并非百分之百奏效，而且某些镇静催眠药物并不适宜长期连续使用。因此，不少失眠患者和医生都希望谋求非药物的手段来帮助解决失眠问题。

良好睡眠的基本条件，一是要有安静舒适的睡眠环境，二是要有规律的作息，三是要避免对睡眠有不利影响的生活方式。所以，失眠的患者要想改善睡眠，先要从以下几个方面着手。

如果卧室的温度和光线不适宜，或周围有持续的噪音，睡眠自然会受到影响，患者的失眠如果与这些因素有关，要积极着手解决。

如果作息不规律，生物钟紊乱，自然难以在该睡的时候轻松入睡，因此，失眠的患者无论头天晚上何时入睡，当天都应该定时起床和上床，白天要坚持正常活动，不要"补觉"，以免打乱生活节奏，使失眠不易纠正。

下列生活方式可导致失眠或加重失眠，有睡眠障碍的患者要特别注意避免：①睡前4小时内，不使用"提神"的物质，如抽烟、饮浓茶或咖啡等；②睡前不宜过饱，也不要饿着肚子上床；③睡前1小时内不从事令大脑兴奋或紧张的活动，包括高强度的脑力劳动、争论问题、听激昂的音乐、看惨烈的影视节目、做剧烈的运动等；④上床后不做与睡眠无关的事情，如吃东西、看小说、玩手机等。

在上述影响睡眠的因素消除后，部分轻症患者的失眠会得到改善，但较重的抑郁病人可能仍然有入睡困难或早醒、多梦。在睡不着的情况下，有的患者脑子里会不由自主地涌现一些漫无边际的思绪，有的患者则会辗转反侧、烦躁不安，患者往往会陷入"睡不着—着急—更加睡不着—更加着急"的恶性循环，要打破这种循环，需要患者克服对失眠的焦虑，否则，在心态紧张、不能放松的状态下，想要顺利入眠是难以实现的。

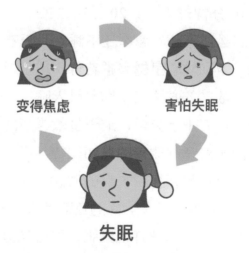

变得焦虑　　害怕失眠

失眠

失眠的痛苦其实主要源于对失眠的焦虑，患者往往过度担忧失眠的后果，或把失眠的危害无限夸大，例如："如果今晚睡不好，明天肯定没精力准备下周的面试，如果面试砸了，今后的前途就毁了""如果一直失眠，身体会垮、免疫力会下降，到时候癌症就会找上门来，人就活不长了"……除了想象中的夸大，失眠对精力、对工作学习效率的实际影响也会因患者的自我暗示而被放大，因此，患者往往有"我不能忍受失眠"的非理性心态，期待着"今晚一定要睡个好觉"，殊不知，人进入睡眠状态是一个不能强求的自然过程，期待越强烈，心态就越难放松，睡好觉的愿望就越难实现。

例如，小刘同学在"赶快入睡"的期盼中，不断地看表：10 分钟过去了，20 分钟过去了，一小时过去了……怎么还不睡？怎么还不睡？！听着室友的梦呓声、磨牙声，他心里越来越着急，越急越睡不着，于是试着用数羊的方法来帮助自己入睡：一只羊、两只羊……二百五十七只羊，结果越数越清醒。这种情形，正是源于对睡眠改善的迫切期待，当人不能接受失眠、千方百计想要摆脱失眠的时候，他的精神是无法放松的，而精神不放松，好的睡眠当然就无从谈起。

谢老师一到天黑就开始紧张，担心晚上会继续失眠，为了睡个好觉，他提前做好了各种准备：屏蔽噪音、屏蔽光线、温水泡脚、睡前散步等，但这些措施根本没有用，等他躺在床上，闭着眼睛期待入眠的时候，身体的感官却变得格外敏锐，外界的风雨声或其他噪音虽然被屏蔽了，安静卧室里的钟表滴答声和自己的心跳声却变得格外清晰，这些平时根本听不到的声音，一下又一下锤击着他的神经，使他无法入睡。此时，真正影响他的其实不是声音的干扰，而是他自己对声音的介意和敏感。在"森田疗法"的理论中，这种现象被称为"精神交互作用"，是指人对某种刺激（如噪音）越是介意，就越要关注它，对它的敏感性就越高，它（如钟表声）对人的刺激作用就会因此被放大，从而使人的注意更加聚焦于它，而形成一种恶性循环。

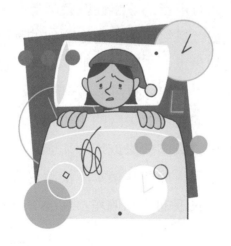

森田疗法对精神交互作用的治疗理念是"顺其自

然、为所当为",这是失眠患者值得尝试的治疗方法。如果用于应对失眠,"顺其自然"就是要对失眠采取听之任之的态度,不做徒劳的挣扎,允许失眠存在,接受失眠;带着失眠的症状去从事日常活动即"为所当为",白天要照常工作学习,在夜深无眠之际,要照常卧床,要相信:即使没有睡着,大脑也在休息,闭目即能养神。因为大脑皮质的功能不光是掌管意识和思维,还掌管着身体的其他活动,如语言、运动等活动是由大脑皮质的特定区域来指挥的,当人躺在床上,嘴巴停止了讲话、肢体停止了运动,相关区域的大脑不也是在休息吗?

当你彻底放弃对失眠的徒劳抵抗,不再去屏蔽和关注噪音,你对声音的敏感性就会降低,声音对你的刺激就会减弱,最终可能不再影响你的睡眠;当你克服了对失眠的焦虑,不再对睡眠的好坏过度关注,心态彻底放松了,失眠才有可能得到改善。

那么,如何克服对失眠的焦虑呢?可以试用前文所介绍的渐进式肌肉放松或床上瑜伽,有望产生立竿见影的瞬时效果。而要从根本上消除对失眠的焦虑,需要纠正关于失眠的认知偏差,需要降低对睡眠的过高期望。

要知道:不同原因导致的偶尔失眠,几乎人人都经历过，不必在意，只要不对此过度紧张，多数失眠是一过性的，能够自然恢复。失眠作为一种持续的病症，在人群中发病率很高，多数失眠的患者能够带着失眠的病症正常生活，在长寿的老人当中也不乏多年失眠的患者，所以，你不妨自问："别人能忍受失眠，我为什么就不能？"

要知道：人的睡眠本身存在稳态调节机制，当睡眠时间缩减的时候，大脑的慢波活动会增强，也就是会以睡眠效率的提高来作为补偿，所以，失眠对人的影响可能并不像你想象的那么严重，不至于就此毁掉你的人生。国外曾有 2 名年轻的志愿者参加睡眠剥夺实验，长达 11 天故意不睡觉，虽有短暂的脑功能失调，但那并不是不可逆的，也并没有造成生命危险。所以，当你今晚再度失眠的时候，你不妨自问："我都失眠这么久了，失眠对我来说已是常态了，今晚的失眠本来就在意料之中，有什么不可接受的呢？大不了一夜不睡，那又怎样？我倒要看看：会不会死？会不会疯？"

当你学会了自我质疑，那些关于失眠的非理性的执念就会动摇和瓦解，你不再苛求、不再期待，焦虑就会烟消云散。当你不再为失眠焦虑，失眠的痛苦也就随之消减，失眠本身则失去了固化的条件。

按照森田疗法的"为所当为"，睡不着也要照常上床。但也有行为疗法的心理治疗师认为：睡不着超过 20 分钟，就应该起床离开卧室，去看看书，等有睡意再上床，这样可以使床与睡眠之间已经形成的联系不被新的条件反射（即床与觉醒和焦虑之间的消极联系）所取代。上述两种不同的理念适用于不同的情形，"顺其自然"适用于消除失眠时的焦虑；而"睡不着时不在床上久躺"，意在防止目前的短期失眠演变成习惯性的失眠，需要忍受短痛以免除未来的长痛。

关于失眠的应对，没有哪种方法是解决所有问题的万能钥匙，患者可以根据自身的情况去尝试最适合自己的方法。以下是小刘同学尝试解决失眠问题的经历：

小刘住在 4 人间的大学生集体宿舍，他原本作息规律，每天晚上 11 点上床睡觉，早上 7 点起床，但最近 2 个月，有个室友为了赶论文，天天熬夜到凌晨 2 点，键盘声、窸窸窣窣的响动声使小刘难以入睡，小刘买了耳塞也不管用，非要等到室友睡了他才能安心睡着。室友有歉意，尽量轻手轻脚，声音其实不大，另外两个室友都能照常入睡、丝毫不受干扰。但小刘却不行，室友熬夜的响动被他惦记上了，再小的声音也能干扰到他。小刘不能要求室友停止熬夜，同时又难以忍受室友的动静，他非常焦虑，于是到医院开了安眠药，服药的确有效，但说明书上注明不能长期连续使用，这又成了小刘的焦虑源，使小刘决定不再服药。

小刘按照网上查到的方法，睡不着就下床看书，但书根本看不进去，反而徒增烦乱；那就躺在床上"顺其自然"，不去关注室友的动静，以切断"精神交互作用"，可这种关注是不由自主的，根本控制不了。苦恼的小刘去找心理咨询师，咨询师告诉他：顺其自然指的是任由自己关注室友的动静、任由自己失眠，睡不着可以在床上冥想、做放松训练。小刘照做，结果，冥想和放松训练都转移不了自己对室友动静的注意力，做了也没有效果，而且，小刘突然意识到，做这些其实是在对抗自己对室友动静的关注，跟顺其自然还是矛盾的呀！

小刘很清楚：自己最大的问题是不由自主地惦记着室友的动静，如果这个问题解决了，失眠的问题就能迎刃而解。既然自己做不到不去惦记，任由自己惦记也解决不了问题，那就干脆再进一步，主动去惦记！过去是千方百计想屏蔽室友的动静，现在逆水行舟，反其道而行之，扔掉耳塞，在接下来的一周，每天晚上不干别的，专门躺在床上集中精力去仔细聆听、捕捉室友的动静，把这当成任务，而且不允许自己停止，就让自己最大程度地暴露在过去难以忍受的刺激之中，豁出去，看看会怎么样？

没想到，效果出奇地好！当天晚上，小刘支着耳朵去听室友的动静，开始觉得特别刺耳，可听着听着就有些迟钝了，当他发现自己开始走神，就命令自己接着聆听，而且要聚精会神。没想到，当室友的动静变成自己主动要去捕捉的事情，它变得不再令人焦虑，而且主动做这事竟这么容易疲惫，没等室友上床，小刘已不知不觉睡着了！醒来后，小刘脑子里冒出"置之死地而后生"这个词，多日紧皱的眉头终于舒展，脸上露出轻松的笑容。

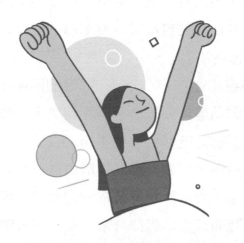

　　小刘不由自主惦记着室友的动静，其实是一种"强迫性关注"。过去抵抗它，它反而被强化，怎么赶都赶不走，试图摆脱它的过程成了一场绝不会获胜的游戏；现在主动揪住它不放，它却自然消退了。小刘所尝试的方法，叫"矛盾意向疗法"，也许还有"暴露疗法"的原理在起作用。这种方法是不是对其他的强迫症状有效，患者可以自己去尝试。

（三）如何帮患者消除自责自卑？

　　抑郁患者的自我认知和环境认知通常会带有负性的特征，他们会选择性地关注那些不利的、不良的信息，忽略那些积极、正面的信息。在他们看来，现实是艰难的，过往是不堪的，未来将是悲催的。他们的自我评价往往过低，自认为无能、无德、遭人嫌弃、令人厌恶、不可救药；"失败者""废物""累赘"往往成为他们贴在自己身上的标签，即使有人提醒患者事实并非如此，患者也可能对事实做出相反的解释。这些负性的自我认知，会导致患者的社交回避和自我封闭，同时成为他们内心痛苦体验的重要来源。

　　小蓉在医生的诊室里泪雨滂沱、泣不成声，她说起自己对母亲的感情，竟是一种深深的恨意，恨母亲一直以来对自己万般疼爱，全身心地呵护自己，结果把自己培养成一个白眼狼，一个从来不懂得关心别人的人。陪诊的母亲拿出纸巾替女儿擦着眼泪，温柔地纠正说："你从小乖巧懂事，学习优秀，好多人羡慕我有这么好的孩子，妈妈一直因为有你而感到骄傲、感到幸福，你怎么能说自己是白眼狼呢？"小蓉推开妈妈的手，哭的更加伤心了，她喊叫着说："你不用安慰我，说这些没用的假话！我知道自己不是个好东西，不配你对我这么好！求求你，以后不要管我了，你越是对我好，我越是愧疚，越是难受……"

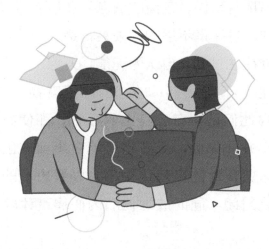

　　小蓉的妈妈很无奈，不知道怎样才能帮助小蓉减

轻和消除自责自卑的想法。医生的意见是：抑郁患者的负性思维如果明显偏离现实，是抑郁程度较重的标志，是大脑神经递质失衡的生物学因素在作祟，光靠旁人劝慰和辩论是无效的，抑郁患者的自我贬低，其歪曲的程度越严重，就越不容易被说服，此时接受药物治疗是最好的选择。当药物使大脑神经递质的功能恢复了平衡，患者的抑郁得以改善，其负性思维自然会随之消除。

　　但并不是说，抑郁患者的自责自卑观念，只能靠药物来解决。对那些抑郁程度不重的患者，和那些服药后有所改善的重度抑郁患者，可以采用认知疗法来帮助他们识别和纠正认知偏差，减轻自卑，从而促进他们的情绪和行为向积极的方向发生转变。

　　认知疗法的心理治疗师认为：人对某事的烦恼痛苦，如果长久不能消除，其实不是源于事情本身，而是源于他对此事的非适应性认知（自动思维），这种认知通常是在非理性信念的基础上产生的。例如在一场业余乒乓球比赛中，小王和小刘都在初赛时被淘汰，小王把比赛当做娱乐，认为："胜败乃兵家常事"，他下次还会再次积极参赛；而小刘想的却是："真丢人啊！我什么特长都没有，大家肯定瞧不起我，今后再也不凑这种热闹了"。结果，不同的信念和认知，使同一件事在小王和小刘的情绪和行为上引起了不同的反应。

有个老妈妈整天忧愁，雨天她担心卖太阳镜的大儿子生意不好，晴天她担心卖雨伞的二儿子生意不好。后来在旁人的开导下她转换了思路：雨天想老二的雨伞有人买，晴天想老大的太阳镜生意会不错，老妈妈从此变得豁然开朗，这也是思维影响情绪的例子。

认知疗法的着力点，正是在于找出不良情绪背后的认知偏差和非理性信念，帮患者认清并纠正它。患者的亲友如果掌握了这种心理疗法的要领，即使没有专业背景，也可以尝试应用。

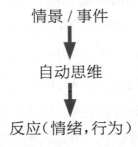

情景／事件

自动思维

反应（情绪，行为）

小蓉的妈妈在医生指导下购买了专门介绍认知疗法的书籍，等小蓉抑郁有所改善、愿意交流的时候，妈妈尝试用学到的方法对小蓉展开了引导式提问，摘录如下：

母亲：你不肯见朋友，看起来心情很糟糕，是怎么想的呢？（将情绪与想法进行关联）

小蓉：我处处不如人，被别人看不起，何必自讨没趣。

母亲：你处处不如人，何以见得呢？（对不符合实际的认知进行质疑，要求患者给出证据）

小蓉：我性格太差，不招人喜欢，无能，什么都做不好，很失败。

母亲：你性格不好，是指什么？

小蓉：没有幽默感，没有亲和力。

母亲：还有呢？

小蓉：比较自我，总是自以为是。

母亲：还有呢？

小蓉：小肚鸡肠，小气。

母亲：还有呢？

小蓉：总想投机取巧。

母亲：还有呢？

小蓉：……一时想不起来了。

母亲：你刻薄吗？（引导患者寻找"性格不好"的反向证据——辩论）

小蓉：还好吧，不算刻薄。

母亲：你张扬吗？

小蓉：不张扬。

母亲：爱占人便宜吗？

小蓉：那倒不会。

母亲：那么，跟那些刻薄的人、张扬的人和爱占便宜的人相比，你的性格不算差吧？（横向比较，找出反向证据）

小蓉：……唔，可以这么说吧！

母亲：那"性格不好"和"性格不完美"，哪种评价用在你身上更加准确呢？（"语意精确法"引导患者进行认知重塑）

小蓉：性格不完美吧。

母亲：你见过性格完美的人吗？有的话，举个例子？

小蓉：……一时想不出来，人无完人。

母亲：这就对了嘛。刚才讨论了性格，再来说能力。你觉得自己无能、什么都做不好，何以见得呢？（对其非适应性认知，提出质疑，要求给出证据）

小蓉：我交际能力差，室友们在一起总有聊天的话题，她们会一起出门上课，一起吃饭，一起活动，而我却融不进去；开小组会的时候别的同学汇报，说得头头是道，我却说不出来，缩在角落里希望大家把我忘掉；团队任务中，我总是拖后腿，是最差劲的那一个……

母亲：大一的时候、高中阶段，在你患上抑郁症之前，有没有融不进集体的感觉呢？（纵向比较，寻找反向证据）

小蓉：那时没有这种感觉。

母亲：那时跟人交往有不自然的感觉吗？

小蓉：没有。

母亲："拖后腿"的情况呢，历来如此吗？得病前是什么样的？

小蓉：……想不起来。

母亲：你中学当过语文课代表，班里的黑板报都是你做的，老师表扬过你，对吧？

小蓉：那是些不值一提的事。

母亲：至少那个时候你不拖同学后腿吧？

小蓉：那倒是。

母亲：得病前后，做事情的自信有差别吗？

小蓉：是的，过去还可以，现在完全没有自信。

母亲：那么，"能力不行"和"状态不好"，哪种评价用在你身上更加准确呢？（"语意精确法"引导患者进行认知重塑）

小蓉：应该是状态不好。

母亲：把"能力不行"换成"状态不好"，把"性

格不好"换成"性格不完美"，你的感受有变化吗？（引导患者注意情绪与想法之间的关联）

小蓉：嗯，这样想，心里舒服多了！

母亲：那"不招人喜欢、被人看不起"呢？是事实吗？有什么证据呢？（对非适应性认知提出质疑）

小蓉：小丽跟我疏远了，她可能开始讨厌我了。

母亲：你俩最近的一次联络是谁主动的？

小蓉：是她约我出去玩，我没去。

母亲：那么，是你先疏远她的，这说明你讨厌或看不起她吗？

小蓉：当然不是。

母亲：那就是说，疏远不等于讨厌或看不起，对吗？

小蓉；是的。

母亲：那么，小丽看不起你，到底是不是确定的事实？（引导患者检验其认知是否正确）

小蓉：不确定，是我自己这么想的。

母亲：那就主动跟小丽发个微信，跟她聊聊天，约她出去玩呗。

小蓉：我老早就想给她发微信，但是怕她不理我。

母亲：如果给她发微信，她最可能的反应是什么？最好和最坏的情况分别是什么？

　　小蓉：……最大的可能是她会回应我，但是不热情。最好的情况是我们重新联络，变得像以前一样亲密；最坏的情况是她不理我。

　　母亲：就算发生了最坏的情况，她真的不理你，那又怎样呢？

　　小蓉：那就说明她真的看不起我。

　　母亲：就算她真的看不起你，那又怎样呢？

　　小蓉：我会难过。

　　母亲：会难过多久？一年？十年？一辈子？（把患者灾难化的信念夸张放大，使其不合理之处充分暴露，以使其动摇）

　　小蓉：那倒不会。

　　母亲：那就给她发个微信呗，她若不回你，大不了你难过一阵子。即使她不回你，妈妈也会为你高兴，因为你的自我封闭开始破冰了，说明你正在好起来。

　　小蓉：嗯，好吧，那我试试。

　　认知疗法的要领是：以患者的消极情绪为线索，寻找情绪背后的想法，通过寻找证据检验想法是否正确，用反向证据去质疑，与非理性信念辩论，用"语意精确法"引导患者得出理性信念，从而促进情绪和行为的积极转变。需要注意的是：治疗的目标在改善情绪，而着力点在检验和重塑思维，是对情绪背后的思维和信念进行挑战和辩驳，对患者的情绪感受，则要充分认同、表达理解。

检验和重塑思维可以选用下列句式提问：

有什么证据证明你的想法是符合实际的？

有无看待这个问题的其他方式？

最坏的结果是什么？如果它真的发生了，你该如何应对？

最好的结果是什么？最可能的情况又是怎样？

你这么想，感受如何？换个思路又会怎样？

坚持和改变这种想法分别有何影响？

如果你的亲友在这种处境下，跟你是一样的想法，你会给他什么建议？

三、抑郁康复需支持，人际关系数第一

良好的人际关系是人们保持愉悦心情的必要条件。而抑郁症患者往往存在人际关系不良的问题，这

可能正是促使他发病的诱因，也可能是其抑郁障碍所导致的后果，需要给予足够的重视。

作为后果，抑郁患者的人际关系较多表现为：因自卑、自我封闭而害怕交往、回避交往、不愿意交往，即人际交往"量"的减少；而作为情绪障碍的诱因，人际问题更多表现为人际的矛盾和冲突，是"质"的问题。抑郁患者的人际矛盾如果能及时解决，对其情绪改善无疑是至关重要的。

小虹和小鹏都是由于人际矛盾而陷入了抑郁的状态。不同的是，小虹人际矛盾的对象是许多人，问题显然在自己身上；而小鹏人际矛盾的对象除了导师没有别人，问题显然主要在对方身上。他们找的是同一个心理咨询师方乐嘉，方乐嘉给出了不同的建议：小虹需要重塑新的行为模式来改善人际关系，而小鹏需要对无法调和的人际矛盾作出认知的调整。

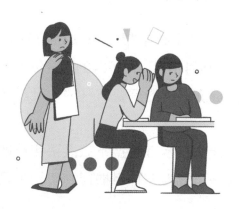

　　小虹从小学业优秀、能歌善舞，是在老师的夸奖和父母的宠溺中长大的孩子，但自从上了大学，她就陷入了人际关系紧张的困境：找不到知心朋友、被同宿舍甚至同班的同学们排斥、孤立，室友们不仅故意与她作对、羞辱她，还联合要求调换宿舍，导致她心情压抑、情绪低落、紧张失眠。究其原因，小虹的人际问题源于自身性格的缺点：自我中心，好出风头，总是不分场合地表现自己、夸耀自己，竭力成为众人关注的焦点，对更优秀的同学总表现出强烈的嫉妒，若受到他人的批评则长久地怀恨。小虹知道自己的性格有缺陷，但不知道该怎样改变，后来在咨询师方乐嘉的帮助下，尝试去重塑新的行为模式，发现对改善人际关系非常有效。

　　重塑新行为的第一步是思考，第二步是行动。

1. 思考的内容如下

　　（1）自己为什么总想出风头、自我夸耀？结论是：为了让人刮目相看、为了得到别人的羡慕或尊敬、为了满足自我价值感的需要，这种动机其实是无可厚非的。

　　（2）为什么自我夸耀换不来羡慕和尊敬，反而招来反感和厌恶、成为一种自损行为？结论是：别人也有自我价值感的需要，自我夸耀等于想占上风，妨碍了对方自我价值感的满足。

（3）要想在人际关系中获得自我价值感的满足，怎样做才是有益、有效的行为？结论是：设身处地、兼顾自己和他人的需要，想获得尊重，先尊重别人。你敬我一尺，我敬你一丈。

2. 行动的步骤如下

（1）预先设定人际交往中常常遇到的种种情境，确定所需的种种有益、有效的反应。以书面形式把需要戒除的习惯和认为应选择的行为制成表格，放在自己每天都能看到的地方。表格示例如表 3-2。

表 3-2　小虹行为矫正提示表

情境	当时的心态	惯常的自损行为及其后果	要尝试的有益行为
与人初次交往	给人留下好印象	竭力表现自己，吸引对方注意，结果给人留下轻浮印象	关注对方，让对方感受到自己的友好
面对自己嫉妒的人	不甘示弱、想占上风	不屑一顾或贬低对方，或吹嘘自己以压倒对方，结果招来别人的敌意和攻击	掩饰嫉妒，表现与世无争的姿态，以避免受到攻击
参加小型联欢会	强烈的表现欲	拼命出风头，结果令所有人侧目	遏制"技压群芳"的冲动，给别人留下表演才艺的空间

（2）寻找一个没有成见和恶意的新环境去尝试新的行为，进行角色扮演。时刻提醒自己"自夸和过分张扬不能使我赢得尊重"，借此抑制无益的行为；同时，尝试顺应他人的需要，适当地给他人以关心和赞美。当对方报以好感和热情，记录这种前所未有的快感并反复体会，与之前的自损行为及人际体验进行对比。

（3）坚持在各种人际交往的场景下，在每一行为开始前预想该行为的后果，根据预想的后果调整行为。

小虹报了个新东方的培训班，在新的人际环境中尝试了表格中的有益行为，发现果然能赢得好感，开始有人愿意跟她交朋友了。以后她持续强化这种处事方式，慢慢形成待人接物"换位思考""三思而后行"的习惯，随之而来的变化是：人际矛盾明显减少，小虹的心情也好多了。

尝试培养这种"换位思考""三思而后行"的处世模式，可以帮助尝试者改善因不良的人际关系所产生的情绪问题，对减少其他的人际矛盾同样有效。这种"现实疗法"源于美国心理学家 William Glasser 的理论：每个人都有自我价值感需要，人的行为只有兼顾了自己和他人的需要，自我价值感才能在人际关系中获得满足；William Glasser 认为人的行为包括四个部分：行动、思维、情感和生理，其中行动和思维是人可以自主控制的，而情感和生理则只能通过控制前两者来间接地控制，"我们不能够命令自己感到好受些，但总能命令自己做得更好些，而做得更好些会使我们感到好受些"，即好的行为最终自然会带来愉快满足的感受。

　　小鹏的抑郁也是因为人际矛盾，不同的是，问题并不是在自己身上。小鹏达到了学校规定的毕业标准却不能毕业，原因是他的导师很苛刻，要求学生在顶级刊物发表论文若干篇才准毕业，这个标准不仅超出了学校规定的毕业标准，还超出了学生们的实际能力和现实条件，同门的师兄弟或师姐妹无不郁闷，个个都在背地里吐槽、骂娘，当面则敢怒不敢言。小鹏找导师陈述困难，每次都是刚开口就被强势驳回。有一次，小鹏告诉导师"自己压力大，已经抑郁了"，导师则抢白道："这年头，谁没有一点心理障碍啊？如果扛不住，那就退学啊！"小鹏每次想找导师沟通，导师都是不容置喙，过后还要在组会上不点名批评，小鹏被说成"矫情""妄想投机取巧"，感到自己的人格受到贬损。由于心生抵触，小鹏的科研毫无新的进展，毕业遥遥无期，因此情绪崩溃，其至产生过轻生的念头，小鹏也想过退学，但又万分不甘。

小鹏跟其他人相处都很愉快，人缘很好，唯独一想起导师就又恨、又怕、又无奈。而导师手下的学生，有的已经退学、有的要求转导，不止一人郁闷到要看心理医生。小鹏深知无法与导师抗衡，发泄情绪的方法，唯有找人倾诉，心理咨询师的耐心倾听给了他很大的帮助，但咨询师的服务需要预约、需要付费，随时可及的倾诉对象只有自己的亲友。

父母听了小鹏的电话诉苦，批评小鹏不理解导师"高标准、严要求"的良苦用心，教育小鹏要尊敬导师，不要惹导师生气，一番说教使小鹏更加憋屈，小鹏妈妈还叫小鹏给导师送一束花来缓解关系，小鹏一下子爆发了，对着电话吼道："你还不如逼我去吃屎呢！我到底是不是你们亲生的？！"随后把手机狠狠摔在地上。

好在小鹏的女友十分善解人意，每次小鹏向她吐槽，她都会耐心地倾听，心甘情愿充当小鹏的垃圾桶。她说："如果换成我，也会气得睡不着觉"，这让小鹏感到自己的情绪被人理解、有共鸣，郁闷的心情就舒缓了许多；小鹏说："恨不得跟他同归于尽！"女孩笑道："你的师弟师妹肯定也是这么想的……你打算牺牲自己，为民除害啊？你从小到大遇人无数，不讲理的家伙幸亏就只有这么一个，见识一下，也有好处啊，有了这种人际经验，以后你在选择事业伙伴的时候，就会特别注意远离那些不为别人考虑的人。"女孩提醒小鹏"同归于尽"的冲动是一种"牺牲"，这是站在小鹏的立场考虑利弊，而不是以旁观者的身份评价对错，是一种阻止非理性行为的有效策略；她对小鹏的负性情绪给予接纳、并表达了理解，这使小鹏的情绪找到了发泄的出口；女孩还运用了情绪调节的积极策略：看到不幸之中的幸运（不讲理的家伙只遇到这一个）、看到坏事中的好处（对今后择友的警示），以此提供看待问题的新角度，帮助小鹏开阔了思维。女孩还说："无论你与导师有多大的矛盾，问题总会有解决的时候，你与他的关系终有一天会结束"，这句话，像一道细小的亮光照进了黑暗的地洞，成为小鹏坚持不退学的精神支柱。

小鹏的人际矛盾虽然没有当即解决，但女友的理解、劝慰和开导，帮他舒缓了人际矛盾带来的负性情绪，这正是抑郁患者最需要亲友提供的帮助；小鹏父母一味的评价和说教、无视孩子内心感受的做法则是患者家属应该摒弃的。

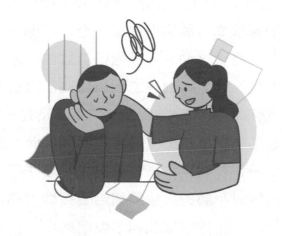

　　如果抑郁患者的人际交往问题是发怵、回避交往，亲属的帮助应该着眼于抑郁情绪及其背后的消极思维，应督促就医、督促服药，并设法帮患者寻求心理治疗，当抑郁情绪得到改善，患者的人际交往自然会随之改善；如果抑郁患者的人际矛盾是由于患病后变得脾气暴躁，亲属应该给予包容，他／她的攻击源于无法自控的病症，不应去计较，而且这种攻击作为一种宣泄，与其指向外人或指向患者自身，还不如由亲人来承受，只要积极治疗，患者的攻击行为是不难消除的。

四、抑郁预防靠修炼，身心保健要学习

　　疾病的预防，通常分三级：一级预防是防止健康人患病，是针对病因采取措施；二级预防是患病后及时诊断和治疗，防止病情迁延；三级预防是防止复发和防止残疾，促进功能恢复。

　　抑郁症的预防也可以从这三个层次来讨论，二级和三级预防主要遵循医生的指导，在此不作赘述。在一级预防的层次，基本的预防措施包括以下几方面：

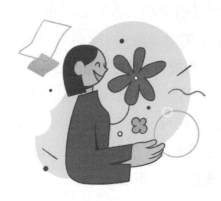

（一）保持健康的生活方式

坚持规律作息、避免过度劳累、适度体育锻炼、注意营养均衡；戒烟限酒，不沉迷于网络、赌博等活动。

（二）营造和谐的人际环境

与积极乐观的人交朋友，学习他们的生活态度、感染他们的正能量；培养兴趣爱好，多参加集体活动；友善待人，遇事不憋在心里，即时寻求心理疏导。

（三）培养感受幸福的能力

复旦大学哲学系教授陈果说：幸福感固然与人生处境有关，但其根源在于人的心境和心态，取决于人的内心力量。幸福是一种能力，可以通过学习来培养，可以通过操练来提升，当你拥有了这种能力，你无论身处顺境与逆境，都能找到内心的平静与光明。这种能力表现为：在顺境中心怀感恩、珍惜快乐、享受美好并惠及他人；在逆境中能接受现实、安之若素、不苛责自己，不怨天尤人，认命但不放弃希望和努力。

这其实是一种能屈能伸的韧性，一种灵活通透的人生智慧，一种宽宏豁达的品格与修养，其中最关键的元素是"感恩"和"豁达"。

1. 顺境中，学会感恩

毕女士做生意急需资金，闺蜜为了支持她，不惜将自己的股票割肉。2 年后毕女士生意赚了钱，还钱给闺蜜的时候说："你幸亏把钱借给了我，不然在股市里输得更惨"，仿佛受助的不是自己，而是对方。毕女士为了保持心理上的优越感，总是强调自己的贡献，而淡化他人的恩惠，这种处事方式最终必然会使她失去人脉资源、失去友谊和快乐。一个人如果不懂感恩，就会觉得旁人的帮助无非是些可量化、可偿还的物质支持，其中的友善和情谊所带来的温暖与美好，她自然就感受不到。

成功创业的张先生与毕女士相反，无论是亲朋、师长还是下级员工，每个人在他眼里都是对他有功之人。例如他 8 岁的儿子对生物产生了浓厚的兴趣，这被他归功于一位老人的激励，其实老人只不过是送了孩子一个"励志"的玩具而已。一个常怀感恩之心的人，必然内心明媚、形貌可亲，白手起家的张先生得以凭借非凡的凝聚力，将一群并非顶尖人才的年轻人，打造成一个齐心协力的优秀团队，并带领这只团队在短短数年的时间内将自己开拓的事业做到了国内领先。张先生无疑是一个幸福的人，他的幸福，得益于他常怀感恩之心。

感恩也许起于你所获得的友善，它根植于你的内心，再滋生出新的友善传递或回馈给他人；它拉近人与人之间的距离，复制出更多的感动与快乐，从而成为幸福的源泉。

感恩也许源于命运对你的眷顾，哪怕没有升官发财，哪怕没有出人头地，哪怕境遇并不顺遂，只要有一颗懂得感恩的心，你总能从自己的"幸运"中获得喜乐。曾有一位爱美的女士，在脑部肿瘤做完手术之后，乐呵呵地说："瘤子没长在脸上，做了手术谁也看不出来，也算有幸啊。"曾有一篇来自清华大学树洞的感人文章火爆网络，文中受助后助人的学子出身贫寒，却始终认为老天对他格外眷顾，因为"家人们都无病无灾"。当地球上还有许多人在经历饥荒和战争，我们却衣食无忧；当地震夺走了无数人的生命，我们和家人都还安好；当有人骗走了我们的财物，沦为骗子的是他而不是我们……这一切，算不算命运对我们的眷顾呢？

感恩先要知足,知足就是要戒除佛教所说的"贪"。"贪"是对功名利禄的奢求,即使自身的实际需求早已满足,往往还要以旁人的拥有为标杆,超越了张三再去超越李四,那么如果你不是世界首富,你对金钱的欲望就永远不能满足。由此滋生的攀比心和嫉妒心,会使人失去内心的平衡,俗话说"人比人得死,货比货得扔",当人挣扎于难填的欲壑,他哪还有能力去感受幸福呢?可见,一颗与世无争、超然物外的平常心有多么宝贵。

2. 逆境中,学会豁达

如果说,感恩是顺境中充分体验幸福的法宝,那么豁达则是逆境中免遭心灵痛苦的盾牌。豁达是遇事能以宽广的视野,积极、友善地看问题;豁达是善于变通、适应,懂得包容与宽恕;豁达者往往能做到荣辱不惊。与豁达相反的风格,是狭隘和苛求,要想变成一个豁达的人,先要克服狭隘和放弃苛求。

狭隘的人,缺乏大局观,只关注眼前利益,往往因小失大,心理容易失去平衡;他们遇事光从自己的立场去看问题,不会设身处地为他人着想,由于锱铢必较,容易陷入人际矛盾和随之而来的烦恼;他们不懂得"利他即自利"的道理;不懂得人的烦恼其实不在于所得少，而是由于计较多；当他们为了争利益和争荣誉而失去快乐，他们不懂得反思：利益与快乐孰轻孰重？狭隘者最显著的特征是目光短浅，可归于佛教所说的"痴"，是"贪、嗔"的基础，是人生一切烦恼的根源。

过分苛求的人，往往追求完美，不允许有缺憾，而当力不能及、事不如愿，他们不懂得与命运和解，会深陷挫败与痛苦而难以自拔。有位傅同学，在本科毕业前夕去找心理咨询师，诉说折磨了他整整 4 年的痛苦，那就是综合成绩永远都只能排在年级第二！他无论怎么拼尽全力，都拼不过同宿舍的一位室友，那个穿着拖鞋和大裤衩就敢出门的、牛皮哄哄的"死胖子"，永远都能够轻轻松松地独占鳌头，还要凡尔赛式炫耀，说："呵呵，小菜一碟"……这个胖子成了扎在傅同学心上的一根刺，害得他无论是在吃饭、走路、做实验，还是在跟人交流，无时无刻不在痛苦地想着那个令人压抑的胖子，那真是挥之不去，阴魂不散啊！整整 4 年，傅同学每天都在暗暗较劲，想赢却赢不了，生活就像一场噩梦。

傅同学的另一位室友岳同学，成绩中等，却从来不曾因身边两位学霸的碾压而感到自卑痛苦，他给自己定的目标，不是要超越谁、要排第几，而是要在人生的每个阶段不荒废生命；每一项任务，只要自己认真对待过，岳同学就给自己打满分，因此他总能保持健康快乐的心态。有一次，岳同学和女朋友对集体照上的男同学按帅气程度排序，他把自己排在第十，他的女朋友逗他说："排在第十还值得你这么得意？"岳同学反问道："第十帅气还不算够帅气吗？！"

"理性—情绪疗法"的创始人艾利斯认为，每个人的成长都有两种先天倾向：一是追求自我实现，二是苛求尽善尽美，后者可发展为非理性的生活态度，并造成心理失调。"当想要的东西未能到手，有的人会狠狠地谴责自己、谴责他人或谴责命运"。傅同学的痛苦，正是源于他的完美主义，源于他的自我苛求。

现实生活中，更多的苛求是对他人的苛求：怪配偶不体贴，嫌孩子不争气，怨朋友不帮忙，恨老板不仁慈，嫌下属不能干，怒商家不厚道，嫌服务不周全……这其实就是佛教所说的"嗔"，是一切人际矛盾和人生烦恼的祸根。

所以，要想培养感受幸福的能力，需要戒除"贪""嗔""痴"，即摒弃名利心、摒弃完美主义，不苛求他人、不苛求自己，不与挫折较劲、不与命运较劲。

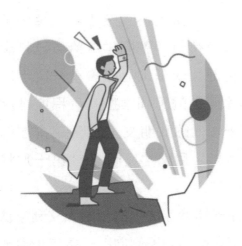

具体到操作层面，就是要对艾利斯所说的存在于"潜意识"的非理性信念保持警惕。非理性信念的特征是：绝对化、必须如此、不可通融，往往以"必须""应该""绝不能""我不能忍受"等潜台词为标志，可采用上节所介绍的认知疗法对其进行检验和矫正。

此外，如果你正为功名利禄所累，如果你正苦于人际间的恩怨是非，如果你正受困于职场上的权位之争，不妨读一读明代文学家杨慎的咏史词。古代贤人淡泊洒脱的情怀，也许值得你借鉴，也许能帮你释然，帮你放下执念，让你不再较劲，从此与自己的人生握手言欢。

《临江仙·滚滚长江东逝水》

明·杨慎

滚滚长江东逝水，浪花淘尽英雄。

是非成败转头空。

青山依旧在，几度夕阳红。

白发渔樵江渚上，惯看秋月春风。

一壶浊酒喜相逢。

古今多少事，都付笑谈中。

最后，归纳一首《快乐秘诀》，与读者朋友共勉。

乐于奉献敬老爱幼，

宠辱不惊得失不究。

常施援手待人宽厚，

正直坦荡心无愧疚。

遭遇挫折坦然接受，

知足感恩不要苛求。

劳逸适度延年益寿，

健康快乐天长地久。

参 考 文 献

马宁，陆林. 专家漫话精神卫生科普知识 [M]. 北京：人民卫生出版社，2020.

郝伟. 精神病学. 第 4 版 [M]. 北京：人民卫生出版社，2002.

李凌江，马辛. 中国抑郁障碍防治指南. 第 2 版 [M]. 北京：中华医学电子音像出版社，2015.

杨丽珠，刘文. 毕生发展心理学 [M]. 北京：高等教育出版社，2006.

江光荣. 心理咨询与治疗 [M]. 合肥：安徽人民出版社，2001.

Judith S. Beck（著），张怡，孙凌，等（译）. 认知疗法：基础与应用. 第 2 版 [M]. 北京：中国轻工业出版社，2013.

中华医学会神经病学分会睡眠障碍学组. 中国成人失眠诊断与治疗指南（2017 版）[J]. 中华神经科杂志，2018，51(5)：324-335. DOI：10.3760/cma.j.issn.

1006-7876.2018.05.002.

贺金波，仇雨亭，郑阳.网络游戏成瘾的心理治疗方法及其原理综述[J].中国临床心理学杂志，2019，27(04)：848-853.DOI：10.16128/j.cnki.1005-3611.2019.04.043.

吴菲，胡佩诚.现实疗法矫正人际关系中的无益行为[J].中国心理卫生杂志，2007，21(12)：869-870.DOI：10.3321/j.issn：1000-6729.2007.12.019.

Jansson-Fröjmark M，Alfonsson S，Bohman B，Rozental A，Norell-Clarke A. Paradoxical intention for insomnia：A systematic review and meta-analysis[J]. Sleep Res. 2022 Apr；31(2)：e13464. DOI：10.1111/jsr.13464. Epub 2021 Aug 17. PMID：34405469.

后　记

　　通读自己的书稿，有欣慰，更有遗憾。欣慰在于
30 年的职业生涯有了可留给后人的纪念；写作中的
回顾、归纳与总结，使自己有新的领悟和成长；此书
如果对读者有帮助，哪怕仅有一位患者阅读本书获益
而放弃轻生，也不枉这半年来写作的辛苦。

　　书中涉及临床经验的内容，值得敝帚自珍；而关
于抑郁预防的内容，已超出临床医学的范畴，讨论的
是人生观、价值观的大问题，深感本人才疏学浅，智
慧和修养不足，难以支撑说教，因而留下诸多遗憾。
相信很多读者比我更有发言权，也期待读者朋友就此
问题传递你们更深刻的思想。

　　我的导师韩布新研究员是国际知名的心理学家，
他视野宽广，学养深厚，崇尚人本主义、内圣外王，
倡导"让人的灵性自由发展"，不主张过分依赖外来
的干预和指导。韩老师认为：心理学中以实验研究为
基础的流派不失偏颇，因为他们只强调人身上与动物

无异的生物学规律，而忽略人的精神特征和个体差异；精神科医生以药物治疗为主，同样易于忽视人的精神主权，对这种倾向应保持警惕。

看了我的书稿，韩老师强调要避免读者形成过度预期。他指出：人的问题有三大类。第一类由原始的本能欲望驱动产生，只能靠信仰解决；第二类源于个人成长中重要他人（家长、老师、同龄伙伴）的长期伤害，如虐待、忽视、控制转移，使个体自我成长的机会被剥夺，损及意义感、控制感和归宿感，药物对这类问题所伴随的抑郁难以从根本上解决，对"因"没办法，只能对"果"，因此应避免读者的过度预期；第三类是情境性问题，如就业压力、情感压力、学习压力等问题，此时心理学的"话疗"最起作用，"话疗"调动人的内在力量，旨在对因（养浩然之气），不同于用药靠外力对症。

韩老师尽管观点不同，仍欣然为本书精心作序，着实令我感动。感动之余，我想起有的抑郁患者在病愈后仍然延续着病中养成的作息习惯，每天不按时起床上班，并振振有词地归因于"有病"，以疾病为理由顺势躺平。这让我认识到药物治疗的局限性，药物并不能解决患者所有的问题，我们对抑郁症的治疗不应忽视、更不应妨碍患者内在动力的激发。这是韩老师给我的启示，也是患者和家属需要注意的问题。

最后我想告诉所有的病友：经历抑郁症，其实是一场生命的洗礼，病愈之后，你将对平淡生活中的幸福有更敏锐的感受力，并且更懂珍惜。这是我本人抑郁过后的体验。

吴菲

2022 年 6 月 3 日